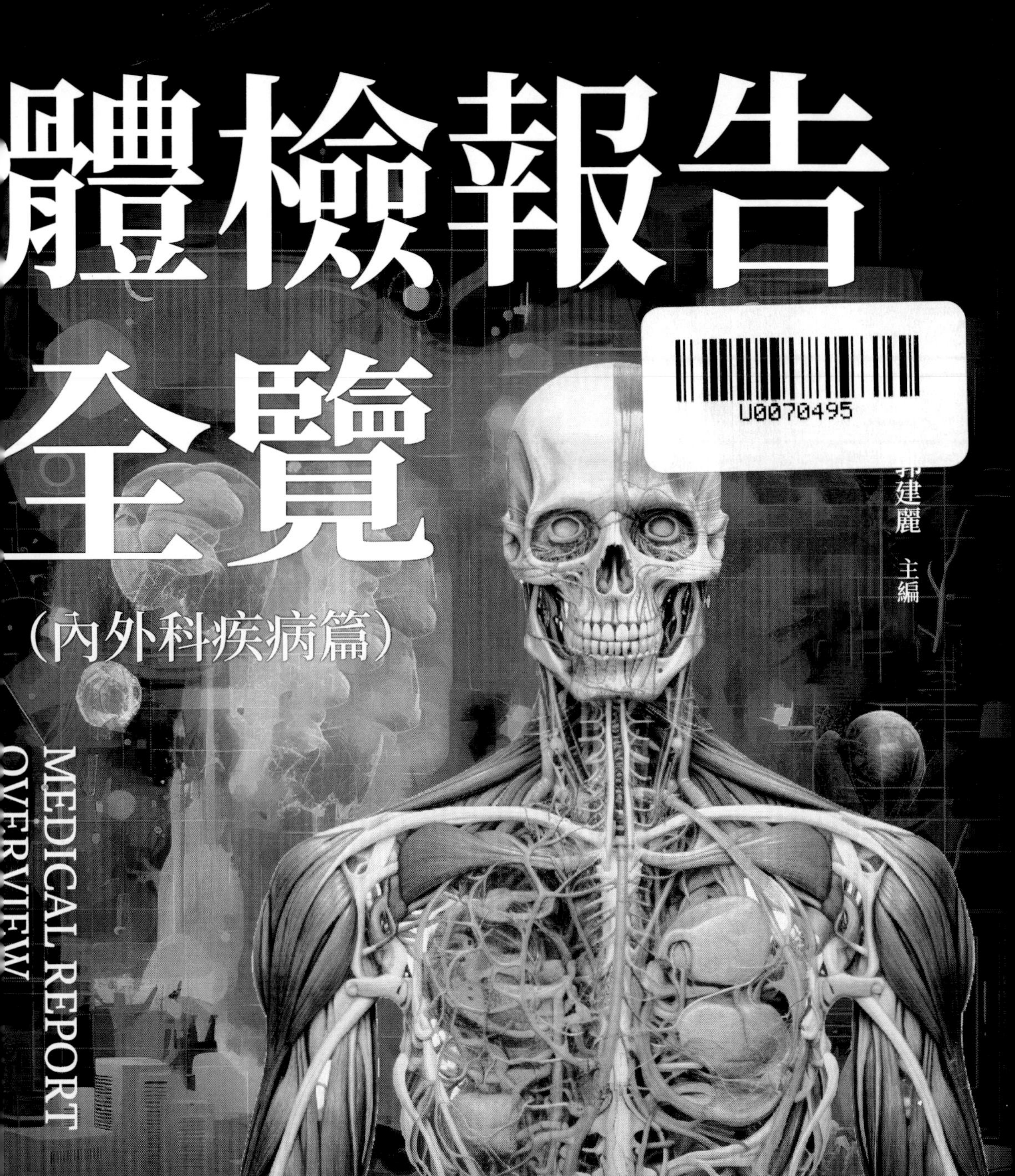

常見疾病說明 × 病變感染成因 × 日常預防管理 × 食物數值參考

大多數的小病小痛都可以及早預防,治療、保養一次看!

健康檢查都只是照照燈、看一看、走走過場?

檢驗流程、專家建議、病變因素、臨床表現……

關於檢驗醫學的點點滴滴攏報乎哩災!

目錄

第五章　內科專科檢查

第六章　外科專科檢查

目錄

第五章　內科專科檢查

第一節　高血壓

【項目介紹】

當我們看體檢報告時會有一項提示血壓：收縮壓／舒張壓 mmHg。若血壓高於140/90mmHg，考慮血壓偏高，建議內科門診就診。下面詳細介紹血壓是什麼？正常範圍是多少？什麼是高血壓？高血壓會有什麼危害和後果？有低血壓嗎？我們該如何處理？

血壓：血管內血液對血管壁的側壓力，這個壓力就是血壓。由於血管包括動脈、靜脈和毛細血管，所以，也就有動脈壓、靜脈血壓和毛細血管壓。通常所說的血壓是指動脈血壓。收縮壓與舒張壓的差值稱為脈搏壓，簡稱脈壓。動脈血壓在靠近心臟的地方最高，並沿著動脈向遠端走行而逐漸降低。一般血壓測量是肘關節上方（此處的動脈稱為肱動脈），這是目前世界上公認的血壓測量位置。

【影響因素】

①血液進入管道的速度：心臟以不同的速度將血液泵入動脈，這取決於正在進行的動作和思考活動；②管道的直徑：小動脈有不同的直徑，這取決於包繞在動脈周圍的肌肉的緊張度，而這種肌肉的緊張度主要由大腦的指令，以及從其他器官中釋放的各種化學物質（激素）所決定；③管道壁的摩擦力：動脈血管壁的摩

擦力隨著血管老化以及粥樣斑塊（由凝血和膽固醇混合而成）的出現而逐漸增加，造成血壓升高，而升高的血壓又會加重血管的老化過程，最終形成惡性循環；④血液的黏稠度和容量：血液黏稠度和容量的變化主要取決於鹽的攝入量、腎臟的工作效率，以及由缺鐵或是血中酒精含量上升而造成的紅血球的變化。

【前期檢查注意事項】

高血壓防治指南相關內容對測量血壓提出建議：①要求受試者坐位安靜休息 5 分鐘後測量；②選擇定期校準的水銀柱血壓計，或者經過驗證的電子血壓計，大多數的使用氣囊長 22 ～ 26cm，寬 12cm 的標準規格袖帶；③以檢查者聽到的第一個聲音和最後一個聲音（少數受檢者以突然變弱的那個聲音確定）來確定收縮壓和舒張壓數值。連續測量 2 次，每次至少間隔 2 分鐘，若 2 次測量結果差別比較大（5mmHg 以上），應再次測量；④首診時要測量雙手臂血壓，此後通常測量較高讀數一側的血壓；⑤對疑有體位性低血壓者，應測量直立位後的血壓；⑥在測量血壓的同時應測量脈率。

【高血壓報告解讀】

血液在體內流動有賴於心臟和血壓，血壓會隨著情緒、環境和膳食等波動，調控是必要的。緊張或運動時，血壓應該調高，以利於打鬥或逃生。而一般人正常血壓範圍為收縮壓 90 ～ 140mmHg，舒張壓 60 ～ 90mmHg。血壓＞140/90 mmHg 高血壓；反之血壓＜ 90/60mmHg 是低血壓。

目前國際上採用的高血壓診斷標準，是指未服抗高血壓藥物的情況下，收縮壓≥ 140mmHg 和（或）舒張壓≥ 90mmHg，既往有高血壓史，目前正在使用抗高血壓藥物，現血壓雖未達到上述數值，也應診斷高血壓（表 5-1-1）。

表 5-1-1　高血壓分級

分類	收縮壓（mmHg）	舒張壓（mmHg）
理想血壓	<120	<80
正常偏高血壓	130~139	85~89
高血壓1級	140~159	90~99
高血壓2級	160~179	100~109
高血壓3級	≥180	≥110
單純收縮期高血壓	≥140	<90
次組（臨界）	140~149	<90

【臨床表現】

高血壓常悄然起病，早期可無明顯的臨床症狀，部分人可表現為頭暈、頭痛、心悸、胸悶、乏力、頸部僵硬，少數人血壓很高也沒有不適症狀。

血壓過高會對動脈血管壁造成損害。如果這種損害長期存在，會增加冠心病、心力衰竭、中風、視網膜出血或脫落、腎功能衰竭等疾病發生的危險。高血壓本身並不是一種疾病，而是上述嚴重疾病的一大病因，這是一種可以治療的，並且可以在一定程度上預防的病症。如果您患有糖尿病或有吸菸史者，上述危險因素也會相應上升，及時發現靶器官的問題，需進一步檢查。

血壓上升或降低都具有一定的危險性，低血壓多有頭暈、乏力、心悸等症狀，體位突然變化時可發生暈厥、摔倒，甚至發生意外傷害。有很多年輕女性血壓偏低，但只要生活、工作、正常活動無大礙，可以不去管它，因為有一部分人生來就是如此。

【專家健康指導建議】

(1) 單純一次的血壓升高不代表高血壓，情緒激動、勞累、運動等因素也可引起血壓升高，若多次升高，應到醫院就診。第一次體檢懷疑高血壓，如需確診，應進一步複查血壓或行 24 小時動態血壓監測，確認診斷高血壓後，進一步檢查尿蛋白、腎功能、血鉀、腎動脈彩色都卜勒超音波、腎上腺彩色都卜勒超音波等來判斷是原發性高血壓還是繼發性高血壓，尤其年齡小於 40 歲或血壓波動很大的受檢者更必須警惕繼發性高血壓的發生，因為原發性高血壓和繼發性高血壓的治療有很大的差別。原發性高血壓透過改善生活方式及降壓藥治療，血壓可得到控制但不能完全治癒。繼發性高血壓是由其他疾病所引發的血壓升高，原發病治好了血壓就會降下來。

(2) 確定為原發性高血壓後，必須結合年齡、性別、體質指數、吸菸飲酒情況、缺乏運動、長期精神緊張壓力大、動脈硬化、高血壓家族史、尿蛋白、腎功能、頸動脈彩色都卜勒超音波、心電圖、心臟彩色都卜勒超音波等情況，對高血壓做出全面評估及危險級別，便於醫生為受檢者制訂出合適的治療方案。

對於高血壓患者，建議：

(1) 良好的生活方式很重要，包括：戒菸限酒，堅持合理膳食及適量體力活動，保持正常體重，適當限制鈉鹽及脂肪攝入，增加蔬菜與水果的攝入，保持健康心態。

(2) 家中常備體重計和血壓計，經常監測血壓。

(3) 若收縮壓≥ 180 mmHg 和（或）舒張壓≥ 110 mmHg，建議立即就診。

(4) 醫生為受檢者制訂了合理的治療方案後，受檢者必須長期堅持、規律服用治療高血壓藥物，並且必須定期進行門診複查，建議每月一次，最長時間不超過 3 個月，千萬不要輕信不正當的廣告宣傳。

第二節　糖尿病及糖代謝異常

【項目介紹】

糖尿病是以血糖上升為特點的常見疾病，可損害眼、腎、神經、心臟、血管等組織器官，是導致心腦血管疾病、死亡、截肢、失明、腎功能衰竭和心力衰竭等嚴重疾病的重要原因，從而降低了糖尿病患者的生活品質，嚴重時可威脅生命安全，並帶來嚴重的家庭和社會經濟負擔。

確定受檢者是否患有糖尿病或者已經患了

【報告解讀】

成人血糖正常範圍：空腹血糖：3.9 ～ 6.1mmol/L；餐後 2 小時血糖：3.9 ～ 7.8mmol/L；糖化白蛋白：11%～ 17% ；糖化血紅素：4%～ 6%。如果受檢者體檢時的檢查結果不在上述範圍，就必須加強警惕了，可能是糖尿病前期，或者已經患有糖尿病，也可以是糖尿病沒有得到很好的控制。

(1) 空腹血糖低於 3.9mmol/L 為低血糖，體檢時很少見到，因為低血糖通常會有明顯症狀，如頭暈、心悸、出汗、手抖、飢餓、嚴重者還可出現精神不集中、躁動、易怒、精神症狀甚至昏迷。但是老年人有時反應不敏感，也可能症狀不明顯。

(2) 空腹血糖 6.1 ～ 7.0mmol/L、餐後血糖 7.8 ～ 11.1mmol/L：如果以前沒有糖尿病，則提示處於糖尿病前期或者已經患了輕度的糖尿病，如果以前有糖尿病，提示血糖控制不是十分的滿意。血糖在這個範圍的初次受檢者可以分為表 5-2-1 中的三類情況。

(3) 空腹血糖超過 7.0mmol/L、餐後血糖超過 11.1mmol/L：如果是第一次發現這種情況，提示可能患了糖尿病，如果以前已經患有糖尿病，提示血糖控制不滿意。

(4) 糖化血紅素超過 6%、糖化白蛋白超過 17%，分別提示血糖上升已經持續 2 ～ 3 個月和 2 ～ 3 個星期。

糖尿病，必須關注以下檢查項目：

(1) 空腹血糖：是指在隔夜空腹（至少8～10小時未進食任何食物，飲水除外）後，早餐前採的血所檢測的血糖值，為糖尿病最常用的檢測指標，反映胰島β細胞功能，一般表示基礎胰島素的分泌功能。

(2) 餐後血糖：餐後血糖一般是指早、中、晚餐後2小時（以吃第一口飯為起點）測定的血糖。餐後血糖代表葡萄糖負荷後的血糖數值，餐後血糖是早期診斷糖尿病的重要指標。

(3) 糖化白蛋白：反映過去2～3個星期血糖平均數值的一項指標。

(4) 糖化血紅素：反映人體過去2～3個月內血糖平均數值。

表5-2-1　糖代謝異常分類

糖代謝分類	靜脈血糖（mmol/L）	
	血糖	OGTT2h
空腹血糖異常	6.1~7.0	<7.8
葡萄糖耐受不良	<6.1	7.8~11.1
空腹血糖異常＋葡萄糖耐受不良	6.1~7.0	7.8~11.1

【注意事項】

人體的血糖濃度隨著飲食、運動、情緒、氣候以及某些疾病等情況不斷變化。因此檢查血糖時請注意以下幾點。

(1) 測空腹血糖最好在清晨6:00～8:00取血。

(2) 採血前不用降糖藥、不吃早餐、不運動。

(3) 保證前一日晚餐至當日檢查在 8 ～ 12 小時之間。

(4) 檢查前一晚要清淡飲食，不刻意挨餓節食，更不要暴飲暴食，不飲酒，不喝咖啡、濃茶，保證充足的睡眠。

因此，如果受檢者體檢的血糖相關指標超過上述正常範圍，請首先回憶一下體檢前晚 10 點以後有沒有進食（除白水以外）、有沒有聚餐和（或）進食較油膩的食物、飲酒、飲用咖啡或濃茶、熬夜等情況，如有上述情況，請排除上述情況後再複查空腹血糖、糖化血紅素。

【臨床表現】

(1) 糖尿病的常見症狀為多飲、多食、多尿、體重下降、乏力、視力模糊或下降、反覆皮膚或泌尿道感染、傷口不易痊癒、皮膚搔癢等，如果有這些不適，體檢又發現空腹血糖高於 7.0mmol/L，和（或）餐後血糖高於 11.1mmol/L，則提示得了糖尿病。

(2) 糖尿病前期和輕度糖尿病常常沒有明顯症狀，這也是為什麼糖尿病常常不能被及時發現的主要原因。如果受檢者沒有第一點所描述的不適症狀，一次血糖值達到糖尿病診斷標準者必須在另一天複查。

(3) 急性感染、受傷、手術或身體出現其他嚴重疾病時可出現暫時血糖上升，不能依據這時候的血糖指標診斷為糖尿病，須在過後複查。檢測糖化血紅素（HbA1c）有助於診斷。

【專家健康指導建議】

1．就診時機

（1）空腹血糖在 5.6 ～ 7.0mmol/L 之間，除外上述影響因素，建議擇期去醫院進行葡萄糖耐受試驗。

（2）空腹血糖 7.0 ～ 11.1mmol/L 之間，除外上述影響因素，應儘快到內科或內分泌科門診就診，複查空腹血糖，進一步查糖化血紅素、餐後2小時血糖，以及胰島素和C肽數值。

（3）空腹血糖在 11.1 ～ 13.9mmol/L 之間，建議立即到內科或內分泌專科就診。

（4）空腹血糖在 13.9mmol/L 以上，建議立即到內科急診就診，複查血糖、尿酮體、急診生化，必要時行動脈血氣檢查。

2．糖尿病和糖尿病前期的指導

無論是糖尿病還是糖尿病前期都必須重視、綜合管理，只有這樣才能完善地預防糖尿病，防止糖尿病漸漸加重損害受檢者的重要器官。血糖控制通常從五個方面實施，俗稱「五駕馬車」。

（1）糖尿病飲食：關鍵是控制好總熱量，在控制總熱量的同時延緩飢餓感。飲食種類盡量多樣化以保證營養全面均衡，飲食要定時定量，高熱量飲食及升糖指數高的飲食盡量少吃或不吃，比如甜點、含糖飲料、油炸食品、肥肉、粥或湯。下面是飲食總熱卡的計算方法：

第一步計算理想體重，計算理想體重有 2 種方法：

方法 1：理想體重（kg）= 身高（cm）－ 105。在此值 ±10%以內均屬正常範圍，低於此值 20%為消瘦，超過 20%為肥胖。

方法 2：計算體質指數，體質指數 = 體重 /（身高）^{2}，體質指數 18.5 ～ 23.9kg/m^2 為正常，<18.5kg/m^2 屬於消瘦，≥ 24.0kg/m^2 屬於超重，≥ 28.0kg/m^2 為肥胖。

第二步計算總熱量：根據理想體重和參與體力勞動的情況計算，每日所需的總熱量 = 理想體重 × 每公斤體重必須的熱量（表 5-2-2）。

表 5-2-2　不同活動量的熱量需求表（kcal/kg/d）

活動強度	舉例	體重過輕	體重正常	體重肥胖
臥床休息		20~25	15~20	15
輕度工作	一般上班族、教師、銷售員、簡單家務或與其相當的活動量	35	30	20~25
中度工作	學生、司機、外科醫生、體育老師、一般農耕，或與其相當的活動量	40	35	30
重度工作	建築、搬家工人、重度使用體力之農務、運動員、舞者，或與其相當的活動量	45	40	35

（2）糖尿病運動：運動鍛鍊在 2 型糖尿病患者的綜合管理中占重要地位。規律運動有

助於控制血糖，減少心血管危險因素，減輕體重，提升幸福感，而且對糖尿病高度危險險群的一級預防效果顯著。

1）運動治療的禁忌症

FPG>16.7mmol/L、反覆低血糖或血糖波動較大、有糖尿病酮症酸中毒等急性代謝併發症，合併急性感染、增殖性視網膜病變、嚴重腎病、嚴重心腦血管疾病（不穩定性心絞痛、嚴重心律不整、暫時性腦缺血發作）等情況下禁忌運動，病情控制穩定後方可逐步恢復運動。

2）運動中的注意事項

①運動的選擇應簡單和安全。運動的時間和強度相對固定，切忌運動量忽大忽小。

②注射胰島素的患者，最好將胰島素注射在身體的非運動區。因為肢體的活動使胰島素吸收加快、作用加強，易發生低血糖。

③有條件者最好在運動前和運動後各測一次血糖，以掌握運動強度與血糖變化的規律，還應重視運動後的遲發低血糖。

④在正式運動前應先做低強度熱身運動5～10分鐘。

⑤運動過程中注意心率變化及感覺，如輕微喘息、出汗等，以掌握運動強度。若出現乏力、頭暈、心慌、胸悶、憋氣、出虛汗，以及腿痛等不適，應立即停止運動，原地休息。若休息後仍不能緩解，應及時到醫院就診。

⑥運動時要及時補充水分，以補充汗液的丟失。

⑦運動即將結束時，再做 5 ～ 10 分鐘的恢復整理運動，並逐漸使心率降至運動前數值，而不要突然停止運動。

⑧運動後仔細檢查雙腳，發現紅腫、青紫、水疱、血疱、感染等，應及時請專業人員協助處理。

(3) 糖尿病藥物治療：此外需戒菸、限酒、定期複查血糖相關指標，當透過上述飲食、運動等改善生活方式不能控制血糖時，務必及時就診，在醫生的指導下選擇合適的藥物治療方案。

糖尿病是甜蜜的慢性健康殺手，我們要在策略上藐視它、戰術上重視它，如果體檢時發現了血糖異常，請一定要重視，及時就醫，未病防病、遇病早治、已病治病。

第三節　冠狀動脈粥狀硬化疾性心臟病

【項目介紹】

冠狀動脈粥狀硬化疾性心臟病（簡稱冠心病）是由於冠狀動脈粥狀硬化疾使管腔狹窄或阻塞，或者因冠狀動脈功能性改變（痙攣）導致心肌缺血、缺氧或壞死而引起的心臟病。冠心病分型包括隱匿性或無症狀性心肌缺血、心絞痛、心肌梗塞、缺血性心臟病變、猝死，近年來趨於分為急性冠狀動脈症候群（包括不穩定心絞痛、急性心肌梗塞）和慢性冠狀動脈病。

一、實驗室檢查

（1）穩定性心絞痛患者請在醫生指導下定期監測血脂、血壓、血糖、肝腎功能、血常規、尿常規、便常規等。

（2）急性冠狀動脈症候群實驗室檢查數據包括血常規、心肌酶、肌鈣蛋白、腦鈉肽、凝血功能、 D- 二聚體等相關指標。

二、心電圖檢查

（1）穩定型心絞痛患者需要完善心電圖檢查。靜息心電圖可作為病情發生變化的心電參照，亦為既往存在心肌梗塞提供證據。

（2）急性冠狀動脈症候群患者不僅需要完善心電圖檢查，而且要在醫生指導下動態監測心電圖變化，心電圖可以為正在發生的心肌梗塞提供證據。

注意事項：充分暴露前胸、手腕、腳踝部；平穩呼吸；放鬆肌肉；避免寒冷；建議穿著寬鬆上衣，不要穿連褲襪。

三、超音波檢查

靜息經胸超音波心跳圖可幫助了解心臟結構和功能。尤其是有陳舊心肌梗塞患者建議至少每年檢查一次心臟彩色都卜勒超音波。

四、冠狀動脈 CTA、冠狀動脈造影

如果上述檢查有問題，結合臨床症狀，醫生會建議完善冠狀動脈 CTA 或者冠狀動脈造影，進一步確認血管病變，冠狀動脈造影是診斷冠心病的「金指標」。

【臨床表現】

1．冠心病中最常見的一大類型就是心絞痛

以下介紹心絞痛發生的特點：

（1）疼痛的部位和時間。典型的心絞痛疼痛的部位在胸部正中胸骨後，疼痛可以放射到左手臂、背部、下顎、頸部及上腹部、胃部。疼痛有緊縮感和壓迫感。患者胸前區疼痛或不適可持續 3 ～ 5 分鐘，但很少超過 15 分鐘。

（2）誘發因素，如運動、情緒激動、飽餐後、用力大便等。

（3）緩解方式，停止活動或舌下含服硝酸甘油可迅速緩解。

2．急性心肌梗塞是冠心病最為凶險的一類

以下介紹心肌梗塞的臨床特點：

（1）前驅症狀，最常見的是心絞痛症狀

【冠狀動脈 CTA 及造影報告解讀】

一、實驗室檢查

（1）穩定性心絞痛：實驗室檢查可以完全正常，主要監測血脂、血糖、血壓達標，不同族群達標標準不同，請心內科就診。

（2）急性心肌梗塞：肌酸激酶（CK）、肌酸激酶同工酶（CK-MB）、肌鈣蛋白（TNT、TNI）的升高最有意義。

CK ≥ 310IU/L，CK-MB ≥ 24IU/L，提示心肌酶升高。

影響因素： CK-MB 在急性心肌梗塞發生後 3 ～ 6 小時開始升高，且有動態演變過程，24 小時達到峰值；其他疾病如腎病、腦血管病、腸梗阻、手術等均可導致 CK 升高。

二、心電圖檢查

（1）穩定性心絞痛靜息心電圖可以完全正常也可以有不同程度的 ST 段壓低。

（2）急性冠狀動脈症候群時心電圖可呈現心肌缺血的表現。典型表現為 ST 段水平型、下斜性壓低，急性心肌梗塞時可出現 ST 段上升、壓低等表現，且有動態變化。當心絞痛緩解後上述異常也常隨著改善或者消失。

影響因素：很多正常人可以有 ST-T 的輕度改變，某些藥物和體內代謝的改變也會引起上述變化，如，洋地黃類藥物，另外一些疾病會引起心電圖出現繼發性的改變，如心律不整、心包炎、心肌炎等。

三、心臟彩色都卜勒超音波

（1）穩定性心絞痛患者心臟彩色都卜勒超音波可以無特殊表現，有部分患者可以看到局部室壁活動異常。

（2）急性冠狀動脈症候群患者心臟彩色都卜勒超音波可表現出室壁運動異常、心功能下降，以及是否出現機械併發症。

影響因素：心臟彩色都卜勒超音波不能診斷冠心病，一些心肌病變也可以表現出室壁活動異常。

四、冠狀動脈 CTA 或者冠狀動脈造影

該項檢查需要心內科專科評估。

影響因素：本檢查必須使用含碘顯影劑，請務必提供是否有過敏史。

加重。

(2) 疼痛特點，突然發作的劇烈而持久的胸骨後或心前區壓榨樣疼痛，常伴有煩躁、大汗、噁心、嘔吐、恐懼或瀕死感。有些心肌梗塞患者可表現為腹脹、噁心、嘔吐等。高齡患者可出現精神障礙。有些患者可表現為意識喪失、休克等。

(3) 緩解方式：含服硝酸甘油無效。

【專家健康指導建議】

冠心病治療主要包括藥物治療、手術治療和生活方式改變。

(1) 穩定性心絞痛患者治療目的是減少心絞痛的發作，避免出現急性心肌梗塞，所以長期口服藥物治療，定期監測各項指標達標。

(2) 不穩定心絞痛、急性心肌梗塞患者要及時到有能力介入治療的醫院就診，「時間就是心肌，心肌就是生命」，心肌梗塞發生後 6 小時，是黃金搶救期。

1．藥物治療

藥物治療是冠心病病情控制的基礎。

(1) 減輕症狀，改善缺血的藥物：

例如：β 受體阻斷劑、硝酸酯類藥物、鈣離子通道阻滯劑等。

(2) 預防心肌梗塞、改善預後的藥物：

例如：抗血小板藥物、β 受體阻斷劑、他汀類藥物等。

注意事項：冠心病是不能治癒的疾病，一旦診斷確認，必須長期用藥，而且在疾病的不同時期，需要不同種類藥物以及調整劑量。請到心內科就診，定期複查。

2．手術治療

手術治療主要為了冠狀動脈血管重建，包括經皮冠狀動脈介入（支架植入）和冠狀動脈旁路移植術（搭橋術）。

注意事項：術後遵醫囑，按時服藥，定期複查。

如果出現劇烈胸痛，疑似急性缺血性胸痛應立即停止活動，休息，並立即向急救中心呼救。無禁忌症的患者應立即舌下含服硝酸甘油0.3～0.6mg。每5分鐘重複一次，總量不超過1.5mg。

注意事項：不是所有的胸痛都是心絞痛或者心肌梗塞，頻繁大量含服硝酸甘油有低血壓風險。

3．生活方式治療

（1）冠心病的飲食：冠心病患者在選擇食物時，避免或減少精加工碳水化合物、紅肉、乳製品和飽和脂肪攝入，應以水果、蔬菜、豆類、纖維、多不飽和脂肪、堅果、魚類為主。每週攝入酒精需小於100g或每天15g。飲食多樣、葷素搭配，保持健康食譜。最重要的是每餐不要過飽。

（2）冠心病的運動：運動對冠心病患者有

好處，可以減少心臟病的發病率和死亡率。但運動不當，也會帶來危害。建議在完成心肺功能試驗後確認運動強度，在心臟康復門診由專業醫生指導下安全運動。冠心病患者在參加運動時，必須注意以下問題：

1）運動前後避免情緒激動，對於心絞痛發作 3 天之內，心肌梗塞半年內，不宜做比較劇烈的運動。

2）運動前不宜飽餐。

3）運動規律，運動要循序漸進，持之以恆，平時不運動者，不要突然從事劇烈運動。

4）運動後避免馬上洗熱水澡。

5）有氧運動與抗阻運動相結合，每次運動時都應進行 5 ～ 10 分鐘的熱身和整理活動，必須注意所有動作不能憋氣。每週至少 5 天保持 30 ～ 60 分鐘中等強度有氧運動。

第四節　中風

【項目介紹】

中風俗稱腦中風，是一種突然發生的，因各種因素引起的腦血管破裂或堵塞後而發生的一系列腦功能障礙的疾病，分為缺血性和出血性兩大類，包括腦梗塞、腦出血、蛛網膜下腔出血等。主要病因為動脈粥狀硬化疾，此外還包括心臟病、先天性腦動脈畸形、動脈瘤、動脈炎、腫瘤、外傷、血液病等。除了單一的危險因素是來自嚴重的遺傳缺陷外，一般認為中風主要是多種危險因素相互加乘或作用的結果，有高度危險險因子和家族史應高度重視，早篩檢、早預防尤為重要。

如果有意篩檢中風，醫生會詢問受檢者的性別、年齡、生活習慣（飲食偏好、運動、吸菸、酗酒等情況），有無中風家族史、既往病史；測體重、身高計算體質指數，測血壓、問話同時觀察言語是否流利、面紋及雙側肢體活動是否對稱、有無平衡障礙等；聽診心臟有無雜音、心律是否規整、頸部血管是否有雜音；化驗血常規、血脂、血糖、凝血功能、同半胱胺酸（HCY）是否異常；心電圖檢查是否竇性心律、有無房顫、頸部血管超音波是否有斑塊及狹窄等。

以上如有異常，醫生可能會建議進一步至專科醫生處就診篩檢，如心臟彩色都卜勒超音波觀察心臟瓣膜結構有無附壁血栓，腦 CT/MRI 不注射顯影劑觀察腦組織病變，進一步觀察腦血管有無病變：經顱都卜勒超音波（TCD）、CT 腦血管成像（CTA）或核磁共振腦血管成像（MRA），必要時做數位剪影腦血管成像（DSA），以及腦血流的評估：CT 灌注成像（CTP）、核磁共振灌注成像、PET、SPECT等。

【前期準備】

受檢者檢查前一天要避免劇烈運動及情緒

激動、忌酒及油膩飲食，必須禁食 10 小時以上（檢查前一晚的 22 時後不要進食）；當日不要穿高領緊身套頭衣服，最好寬鬆便於解脫挽袖的服裝；到達醫院時必須平靜休息 10 分鐘以上再開始逐項檢查；測血壓前避免憋尿。

表 5-4-1　CHA2DS2-VASc 評分量表

CHA2DS2−VASc	分值 / 分
心力衰竭	1
高血壓	1
年齡≧75歲	2
糖尿病	1
過往中風史 / TIA病史	2
周邊血管疾病	1
年齡65~74歲	1
女性	1

【臨床表現】

（1）請先對照下表作一下自我評估，如果屬於高度危險險群，請注意閱讀完體檢報告後至醫生處就診（見表 5-4-2）。

表 5-4-2　中風風險評估表

腦中風危險因素	指標情況
血壓	≧140/90mmHg
血脂異常	四項中任何一項異常
糖尿病	有
心臟病	房顫或瓣膜性心臟病
吸菸	有
體育活動	很少
體重	超重或肥胖
中風家族史	有

【中風報告解讀】

（1）年齡和性別：年齡是動脈粥狀硬化疾的重要危險因素，粥狀硬化疾程度隨年齡上升而上升，中風發病率、患病率、死亡率隨年齡增加而增加。女性中風發病率低於男性，兩者為不可控因素。

（2）肥胖和超重：兩者均為缺血性腦中風的危險因素，與出血性中風無關，體質指數（BMI）= 體重（kg）/ 身高（m^2），正常（18.5 ～ 23.9kg/m^2），BMI ≥ 24kg/m^2 是超重，≥ 28kg/m^2 是肥胖，腹圍男性 >90cm，女性 >85cm，稱之為腹型肥胖，缺血性腦中風和肥胖之間存在等級正相關。所以如果屬於超重或肥胖族群應減輕體重，腹圍達標，有利於控制血壓、糖尿病、代謝症候群等可減少缺血性腦中風風險。

（3）遺傳因素：遺傳因素是中風發病的獨立危險因素，家族史有助於辨別中風風險高的個體，如果有罕見的中風遺傳病因，可以考慮進行遺傳諮詢。一級親屬有≥ 2 例蛛網膜下腔出血或顱內動脈瘤、≥ 1 名親屬患常染色體顯性遺傳多囊腎並蛛網膜下腔出血或並顱內動脈瘤患者，建議進一步至有條件醫院行 CTA 或 MRA 篩檢是否有未破裂顱內動脈瘤可能。如果確定顱內有未破裂動脈瘤，則要到腦外科或介入科，請醫生評估給出下一步治療意見。有家族史也不要過分悲觀，中風是多個危險因素共同作用的結果。

（4）口服避孕藥：如果您是一位育齡女性受檢者，並且在口服避孕藥或準備口服避孕藥，必須了解口服避孕藥是女性獨有的中風危險因素，應在用藥前測量血壓，並請醫生來充分評估中風危險因素，如高血壓、糖尿病、高脂血症、肥胖、偏頭痛等。有這些情況會明顯增加中風風險，不建議 35 歲以上、有吸菸、高血壓、糖尿病、偏頭痛或高凝狀態等危險因素女性使用口服避孕藥。

（5）睡眠呼吸中止症候群（OSAS）：如果有夜間打鼾（家人甚至發現有呼吸中止）、白日睏倦嗜睡，有頑固性高血壓、血糖控制不佳，建議進行睡眠監測篩檢，因為 OSAS 是中風的獨立危險因素。

（6）偏頭痛：在年輕女性中，偏頭痛尤其先兆偏頭痛與缺血性腦中風具有相關性，偏頭痛在老年族群中不增加中風風險，但在吸菸老年族群中，偏頭痛與中風風險有相關性，故建議有先兆頭痛的女性和老年患者戒菸，進行先兆偏頭痛的治療可減少中風風險。

（7）高血壓：高血壓是中風最重要的危險因素，大約 1/3 的中風歸因於高血壓。如果本次體檢發現血壓 ≥ 140/90mmHg，建議家庭自測血壓（上臂式血壓計）有利於依從性及血壓控制。診斷高血壓後，使用降壓藥使血壓達標 <140/90mmHg，伴糖尿病或腎功能不全患者依其耐受性可進一步降低。65 歲以上老年人建議血壓為 <150/90 mmHg，若能耐受可至 140/90mmHg，選用特定藥物成功降壓以降低中風風險很重要，是預防缺血與出血性中風的重點，應基於患者特點和藥物耐受性在心內科或全科醫生指導下進行個體化治療。

（8）頸動脈狹窄：如果體檢報告提示有頸動脈雜音，必須進行頸動脈彩色都卜勒超音波檢查（目前 40 歲以上族群基本均建議檢查），如果發現有頸動脈狹窄，且有中風症狀（可能是反覆發作可以緩解的表現），必須馬上至神經內科或介入科醫生處就診，由醫生判斷進行 MRA、 CTA 甚至 DSA 等檢查，決定下一步的治療方案，如果目前無以上症狀則屬於無症狀頸動脈狹窄，建議無症狀頸動脈狹窄（≥ 50%）服用阿斯匹靈及他汀藥物治療，狹窄 60%～ 99% 預期壽命 >5 年情況下，必須去有條件醫院（圍手術期中風和死亡發生率 <3% 的醫院）行頸動脈內膜剝脫術或頸動脈支架植入治療。

（9）糖尿病：糖尿病和糖尿病前期是中風發病的獨立危險因素，糖尿病發生中風年齡較為年輕，缺血性腦中風更常見，反覆發作，進行性加重，預後差。血糖正常值範圍：空腹血糖：3.9 ～ 6.1mmol/L；餐後 2 小時血糖 3.9 ～ 7.8mmol/L；如果血糖不在以上區間，請及時到醫院就診確認糖尿病診斷，便於早期控制血糖，預防中風。

（10）血脂異常：對於動脈粥狀

每一個風險因素為 1 分，≥ 3 分即是高度危險險，發生過中風或 TIA 患者均屬高度危險險。

（2）急性中風臨床可能會有頭痛、頭暈（或眩暈）、言語不清（或說不出話）、肢體麻木無力、口角麻木、口眼歪斜、流口水、記憶力下降、暈倒、嗜睡或昏睡、看東西重影、走路不穩等一系列症狀。

（3）初步判斷急性中風「120」簡單三步法：

1 看，看一張臉，請對著鏡子微笑，觀察是否一側面部僵硬，或眼瞼口角下垂。

2 查，請將雙臂抬高平舉，觀察兩隻手臂是否一側無力而下落。

0 聽，家人「聆聽」說話是否流利、內容是否可以理解。

如果出現上面任何一個症狀，請立即撥打「120」急救電話，記住發作的準確時間，告知接診的醫護人員。

【專家健康指導建議】

健康「四大基石」：合理膳食，適量運動，戒菸限酒，心理平衡。

（1）飲食和營養：飲食清淡有節制，增加水果、蔬菜和奶製品攝入，減少飽和脂肪酸和反式脂肪酸攝入。建議降低鈉攝入量和增加鉀攝入量，有益於降低血壓，從而降低中風風險，建議的食鹽攝入量≤ 6g/d。

建議40歲以上中年人掌握膳食結構與數量的「十個網球」原則：每天不超過1個網球大小的肉類，相當於2個網球大小的主食，要保證3個網球大小的水果，不少於4個網球大小的蔬菜。「四個一」：每天1個雞蛋、1斤牛奶、1小把堅果、1塊撲克牌大小的豆腐。

(2) 戒菸：若屬於吸菸族群，缺血性腦中風的風險要增加90%，蛛網膜下腔出血的風險增加近2倍，被動吸菸同樣會增加中風的風險，吸菸是中風的獨立危險因素，吸菸者應戒菸，不吸菸者應避免被動吸菸。

(3) 限酒：飲酒與中風危險存在確定的劑量反應關係。飲酒者應減少酒精攝入量或戒酒，男性每日飲酒精含量不應超過25g，女性減半。

(4) 堅持規律鍛鍊身體：規律的日常身體活動可降低中風風險，不受性別和年齡影響，健康成人每週應至少運動3～4次、每次至少持續40分鐘中等或以上強度的有氧運動，包括耐力型（消耗性）：快走、慢跑、游泳、舞蹈、太極拳、「模擬」跳繩；力量型：器械、啞鈴、拉力器、俯臥撐、仰臥起坐等。重要的是養成習慣很重要：堅持3週就能形成初步習慣，堅持3個月就能形成穩定習慣，堅持半年就能形成牢固習慣。

(5) 心理平衡：控制情緒，避免激動，心

硬化疾腦血管病風險高度危險險或極高度危險險患者，除治療性生活方式的改變外，建議他汀類藥物一級預防中風。血脂以LDL-C為治療靶點：極高度危險險者 <1.8mmol/L，高度危險險者 <2.6mmol/L，基線值較高不能達標者，至少降低50%，極高度危險險基線值在目標值以內者，仍應降低30%左右。

(11) 高同半胱胺酸血症（HHCY）：高同半胱胺酸血症是中風的危險因素，空腹血漿總HCY成人正常值：0～15μmol/L，理想值 <10μmol/L，>15μmol/L為高同半胱胺酸血症，採用小劑量葉酸或聯合維生素 B_6、維生素 B_{12} 預防HHCY患者中風很可能有效。

(12) 心房顫動：沒有治療的房顫首次發生中風的風險為5%，單純房顫中風年發生率4.5%，隨著年齡增加發生率越來越高，合併高血壓和糖尿病發生率上升至8%～9%，房顫患者終生的中風風險為30%，建議65歲以上老人應行積極的房顫篩檢，建議脈診加心電圖檢查，高度危險險患者建議長程心電監測。CHA2DS2-VASc評分量表評分≥2分且出血風險較低的非瓣膜病心房顫動患者，建議口服藥物抗凝治療。因此如果體檢報告中出現心房顫動（房顫）字眼時，可能患中風的風險是正常人的5倍，請及時至心內科醫生處就診，根據合併症情況由醫生評估是否啟動抗凝治療（表5-4-1）。

平氣和，遇事要想開，不要總鑽「牛角尖」，避免不必要的後果。

總結中風綜合預防要點：飲食清淡，戒菸限酒，防止便祕、堅持體育鍛鍊、注意氣候變化、保持情緒平穩，控制高血壓、防治糖尿病、定期體檢最重要！

第五節　高尿酸血症和痛風

【項目介紹】

高尿酸血症是嘌呤代謝紊亂引起的尿酸在血液中集聚過多的一種代謝性疾病，當血尿酸超過其在血液或組織液中的飽和度會在關節處沉積，引起炎症反應和組織破壞，就會形成痛風。此外尿酸還可以在腎中沉積，引起腎結石和腎損害。高尿酸血症和痛風的檢查方法包括：

（1）空腹血尿酸濃度：空腹血尿酸濃度是生化檢驗中的一項重要指標，空腹血尿酸濃度上升是高尿酸血症診斷的唯一依據。

（2）24 小時尿酸排泄量：是指受檢者 24 小時排出的尿液中所含的尿酸的總量，這項檢查並不是常規的體檢項目，只有在確認有高尿酸血症後用於判斷高尿酸血症的原因，對於高尿酸血症的治療有著重要的指導意義。

（3）腎臟尿酸排泄分數：是尿酸清除率與肌酐清除率的比值，不屬於常規檢查項目，如何計算這裡不詳細介紹，它也是用於判斷高尿酸血症的原因從而指導治療。

(4) 關節超音波檢查：這項檢查用於判定關節或關節周圍有沒有尿酸鹽沉積，是痛風尤其是沒有症狀的亞臨床痛風的非常重要的診斷方法。

(5) 雙能 CT 或 X 線：這項檢查的意義和關節超音波檢查相同。

【影響因素】

(1) 飲食結構（特別是食用高嘌呤飲食）、飲酒、禁水、利尿或飲用大量含有果糖的飲料、處於應激狀態等，血清尿酸數值可能升高。

(2) 藥物：很多藥物如抗結核藥物中的吡嗪醯胺，利尿藥氫氯噻嗪、呋塞米等；喹諾酮類抗生素左氧氟沙星、環丙沙星；水楊酸類阿斯匹靈；抗腫瘤藥物中的羥基脲、門冬醯胺酶、巰嘌呤；降糖藥格列苯脲，菸鹼酸以及維生素 C 等可以影響血清尿酸濃度。

(3) 尿酸偏低的常見原因：測評因素、環境因素；患者自身因素：如消耗性疾病、營養不良等均有尿酸偏低的現象。其中營養不良是最常見的，因此，尿酸偏低患者可優化飲食結構，適當增加飲食中蛋白類食物比例。

【臨床表現】

(1) 單純的高尿酸血症和亞臨床痛風，患者沒有不適症狀。

（2）痛風常表現為突然發生的一個或多個關節的劇烈疼痛，疼痛的關節紅腫、發熱，最初常只有一個關節發病，可以在 2 週內自行緩解，但如果病情加重且不積極治療，會發展成多個關節，病程延長，甚至發展成慢性，關節變形不能活動，此外痛風石是痛風的典型表現，耳廓最常見，也可出現在關節周圍。

【高尿酸血症和痛風報告解讀】

無論男性受檢者還是女性受檢者，空腹血尿酸濃度超過 420μmol/L，就提示可能患有高尿酸血症，如果另選一天複查，仍然高於 420μmol/L 就可以確定受檢者患有高尿酸血症。

（3）高尿酸血症是一種慢性、全身性疾病，可導致多個靶器官的損傷，如腎結石、慢性腎病，而且是心腦血管疾病、糖尿病等疾病的獨立危險因素。

【專家健康指導建議】

1．體檢發現尿酸異常的就診時機

（1）無症狀高尿酸血症患者以下情況需擇期門診就診：血尿酸數值 420 ～ 540 μmol/L 或血尿酸數值 360 ～ 480 μmol/L 且有下列情形之一的：高血壓、脂代謝異常、糖尿病、肥胖、中風、冠心病、心功能不全、尿酸性腎石病、腎功能損害（≥ CKD2 期）。

（2）無症狀高尿酸血症患者出現下列情況時儘快門診就診：血尿酸數值≥ 540 μmol/L 或血尿酸數值≥ 480 μmol/L 且有下列情形之一：高血壓、脂代謝異常、糖尿病、肥胖、中風、冠心病、心功能不全、尿酸性腎石病、腎功能損害（≥ CKD2 期）。

（3）痛風患者以下情況需擇期門診就診：血尿酸數值 360 ～ 480μmol/L 或血尿酸數值 300 ～ 420 μmol/L 且有下列情形之一：高血壓、脂代謝異常、糖尿病、肥胖、中風、冠心病、心功能不全、尿酸性腎石病、腎功能損害（≥ CKD2 期）。

（4）痛風患者以下情況需儘快門診就診：血尿酸數值 ≥ 480μmol/L 或血尿酸數值 ≥ 420 μmol/L 且有下列情形之一：高血壓、脂代謝異常、糖尿病、肥胖、中風、冠心病、心功能不全、尿酸性腎石病、腎功能損害（≥ CKD2 期）。

2．高尿酸血症的健康指導

建議所有高尿酸血症與痛風患者保持健康的生活方式：

（1）控制體重、規律運動，痛風急性期禁止運動。

（2）限制酒精及高嘌呤、高果糖食物的攝入。

（3）適量飲水：每日 2,000 ～ 2,500mL。

（4）鼓勵奶製品和新鮮蔬菜的攝入。

（5）不建議也不限制豆製品（如豆腐）的攝入。

（6）無症狀患者治療後 1 個月複查血尿酸，達標後 3 ～ 6 個月複查；有症狀患者 2 週複查，達標後 1 ～ 3 個月複查，穩定後可 6 個月複查。

3．藥物治療

透過優化生活方式控制 3 個月，若不達標請到內科或內分泌代謝科就診。

4．低嘌呤飲食

科學的飲食應該符合能量守恆定律且營養全面，碳水化合物、蛋白類、油脂類、纖維素類均需按比例攝入，而酒精不在必要營養之列，尤其是啤酒對高尿酸血症和痛風的危害很大，因此建議戒酒。在其他食物中選擇嘌呤含量低的種類，食物嘌呤含量表見附錄 2。

第六節　甲狀腺機能低下和甲狀腺功能亢進

【項目介紹】

甲狀腺的功能檢測通常包括甲狀腺激素及甲狀腺相關抗體兩部分，甲狀腺激素包括總甲狀腺素（TT4）、游離甲狀腺素（FT4）、總三碘甲狀腺原氨酸（TT3）、游離三碘甲狀腺原氨酸（FT3）、促甲狀腺激素（TSH）；甲狀腺素相關抗體包括抗甲狀腺球蛋白抗體（TG-Ab）、抗甲狀腺過氧化物酶抗體（TPO-Ab）或抗甲狀腺微粒體抗體（TM-Ab）、促甲狀腺素受體抗體（TR-Ab），甲狀腺激素反映了甲狀腺的功能，甲狀腺素相關抗體數值則反映甲狀腺的病因。

【操作準備和注意事項】

甲狀腺功能檢查不需空腹，但通常體檢時有血糖、血脂、肝功等生化項目必須空腹檢查，因此甲狀腺功能檢查對是否進食無特殊要求。但少數甲狀腺機能低下（簡稱甲狀腺機能低下症）必須服用左甲狀腺素鈉片者，建議檢查前不要服用，採血後再服。

【影響因素和臨床表現】

1．甲狀腺機能低下症的常見原因和臨床表現

（1）甲狀腺機能低下症常見原因：甲狀腺機能低下症病因複雜，以甲狀腺自身疾病（也就是原發性甲狀腺機能低下症）最多見，包括橋本氏甲狀腺炎、甲狀腺手術後和甲狀腺功能亢進症 I131 治療。其次可見於下視丘和垂體病變引起的中樞性甲狀腺機能低下症或繼發性甲狀腺機能低下症，垂體外照射、垂體大腺瘤、顱咽管瘤及垂體缺血性壞死是中樞性甲狀腺機能低下症的較常見原因。

（2）甲狀腺機能低下症臨床表現：甲狀腺機能低下症發病隱匿，病情輕的早期患者可以沒有症狀，病情加重後症狀和體徵也常常不典型，可以表現為怕冷、乏力、手足腫脹感、嗜睡、記憶力減退、少汗、關節疼痛、體重增加、便祕、女性月經紊亂或者月經過多、不

【甲狀腺機能低下和亢進報告解讀】

（1）甲狀腺功能正常範圍：

① TT4：64 ～ 154nmol/L（5 ～ 12μg/dL）；

② FT4：9 ～ 25pmol/L（0.7 ～ 1.9 ng/dL）

③ TT3：1.2 ～ 2.9nmol/L（80 ～ 190ng/dL）；

④ FT3：2.1 ～ 5.4pmol/L（0.14 ～ 0.35ng/dL）

⑤ TSH：0.3 ～ 4.8mIU/L

（2）甲狀腺相關抗體正常範圍：

① TPO-Ab：0 ～ 12IU/mL

② TG-Ab：0 ～ 34IU/mL

③ TM-Ab：0 ～ 50IU/mL

④ TR-Ab：0 ～ 1.75μIU/mL

（3）由於不同的實驗室採用的檢測方法或試劑不同，甲狀腺功能的正常範圍在不同的實驗室可能會存在差異，因此以每張檢驗報告中標註的參考範圍為準。

（4）促甲狀腺素數值上升和（或）甲狀腺素數值低於正常提示甲狀腺合成的甲狀腺激素少，稱為甲狀腺機能低下。TT4、FT4、TT3、FT3 正常、TSH 上升稱為亞臨床甲狀腺機能低下症，其中 TSH 不超過 10mIU/L 稱為輕度亞臨床甲狀腺機能低下症；TSH ≧ 10mIU/L 稱為重度亞臨床甲狀腺機能低下症。TT4、FT4、TT3、FT3 低於正常且 TSH 上升稱為臨床甲狀腺機能低下症。

（5）相反，促甲狀腺素數值降低和（或）甲狀腺素數值上升提示甲狀腺合成的甲狀腺激素過多，稱為甲狀腺功能亢進。TT4、FT4、TT3、FT3 正常、TSH 減低稱為亞臨床甲狀腺功能亢進症。TT4、FT4、TT3、FT3 上升且 TSH 減低稱為臨床甲狀腺功能亢進症。

（6）甲狀腺機能低下和甲狀腺功能亢進是完全不同的情況，但是兩者都可出現甲狀腺腫大，有時可在頸前部看到或外科體檢時觸診到。甲狀腺彩色都卜勒超音波常常可見「瀰漫性病變」。

孕，典型患者可有表情呆滯、反應遲鈍、聲音嘶啞、聽力障礙，面色蒼白、顏面和（或）眼瞼水腫、唇厚舌大、常有齒痕，皮膚乾燥、粗糙、脫皮屑、皮膚溫度低、水腫、手腳掌皮膚可呈薑黃色，毛髮稀疏乾燥，跟腱反射時間延長，脈率緩慢。少數病例出現脛前黏液性水腫。本病累及心臟可以出現心包膜積水和心力衰竭。重症患者可以發生黏液性水腫昏迷。

2 · 甲狀腺功能亢進症的常見原因和臨床表現

（1）甲狀腺功能亢進症（簡稱甲狀腺功能亢進症）。常見原因： Graves 病是甲狀腺功能亢進症最常見的原因，Graves 病為自身免疫性疾病，在具有遺傳易感的族群（特別是女性）中，環境因素如吸菸、高碘飲食、應激、感染、妊娠等可促進發病。其次多結節性毒性甲狀腺腫、甲狀腺自主高功能腺瘤、長期大量攝碘或使用含碘藥物（如胺碘酮）、垂體 TSH 腺瘤都可引起甲狀腺功能亢進症。此外，橋本氏甲狀腺炎、亞急性甲狀腺炎早期可出現甲狀腺激素數值上升及 TSH 降低的類似甲狀腺功能亢進症的表現。

（2）甲狀腺功能亢進症臨床表現：包括乏力、怕熱、多汗、皮膚溫暖、潮溼、低熱、食慾亢進、大便次數增多或腹瀉、心悸、氣促、心率增快、體重下降、易怒、失眠、緊張、焦慮、煩躁、注意力不集中，伸舌或雙手平舉可見震顫、突眼，眼部可有異物感、脹痛、畏光、流淚、複視、視力下降、眼瞼腫脹、結膜充血水腫、眼球活動受限，嚴重者眼球固定、眼瞼閉合不全、角膜外露而形成角膜潰瘍、全眼炎，甚至失明。嚴重者可發生心肌缺血、心臟增大、心力衰竭。部分患者有輕度貧血，外周血白血球和血小板計數可有輕度降低。女性常表現為月經量減少、週期延長，甚至閉經。男性可出現乳房發育、陽痿等症狀。由於骨代謝轉換加速，可引起低骨量或骨質疏鬆症，少數患者可表現為反覆發作的四肢對稱性癱瘓，以下肢癱瘓更為常見。補鉀即能緩解症狀。嚴重低鉀血症可造成呼吸肌麻痺，引起呼吸困難。

【專家健康指導建議】

甲狀腺功能異常的症狀不典型，容易被忽視。但甲狀腺功能異常不及時治療可能給患者帶來嚴重的不良影響。嚴重的甲狀腺功能亢進症可以導致甲狀腺功能亢進症性心臟病、甲狀腺功能亢進症危象；甲狀腺機能低下症可以引起脂代謝紊亂，是冠心病的獨立危險因素，此外可引起不孕不育、胎停、流產，嬰幼兒、兒童及青少年的生長發育遲緩。因此體檢發現甲狀腺功能異常的受檢者建議到內分泌內科就診。

1 · 就診時機

（1）TSH 降低或 TSH 2.5 ～ 10mIU/L，已經妊娠的受檢者或有上述甲狀腺機能低下症、甲狀腺功能亢進症狀者立即到內分泌內科就診。

（2）TSH ≧ 10mIU/L 的受檢者儘快到內分泌內科就診。

（3）TSH 4 ～ 10mIU/L 無妊娠計畫且無上述甲狀腺機能低下症、甲狀腺功能亢進症狀的受檢者擇期到內分泌內科就診。

（4）TSH 降低的受檢者，請儘快到內分泌科就診。

2．生活方式指導

（1）飲食：甲狀腺功能異常的患者首先應重視含碘食物的攝入，甲狀腺功能亢進症患者必須禁止碘的攝入：必須使用無碘鹽，進食不含碘的食物、藥物；原發性甲狀腺機能低下症患者必須低碘飲食，不吃海產植物（海帶、紫菜、海苔）、海產乾貨（如海產的蝦米、蝦皮、魚干、貝干）以及海鮮自助餐，此外甲狀腺疾病患者需戒菸且注意避免吸入二手菸。

（2）運動：有明顯症狀的甲狀腺功能亢進症及甲狀腺機能低下症患者均應避免劇烈運動。

3．藥物治療

（1）甲狀腺機能低下症最常見的治療是左甲狀腺素的補充或替代治療，服用左甲狀腺素需在早餐前 1 小時或睡前口服，最好是早餐前 1 小時口服，且早餐不要喝牛奶、豆漿以免影響左甲狀腺素的吸收。

(2) 甲狀腺功能亢進症常見治療方法包括藥物治療、 I131 治療及手術治療，目前以藥物治療為主，常用藥物包括紐甲舒錠、甲巰咪唑、丙硫氧嘧啶，藥物治療需注意監測嗜中性白血球絕對值、肝功能、有無皮疹、咽痛等不適。

4．定期檢查

無論是甲狀腺功能亢進症還是甲狀腺機能低下症，治療過程中，患者需嚴格遵從內分泌內科醫生的囑咐定期複診，按時複查甲狀腺功能、血常規、肝功能等。

第七節　血脂異常

【項目介紹】

血脂異常為動脈粥狀硬化疾性心血管疾病（Athero-sclerotic cardio vascular disease，ASCVD）發生發展中最主要的致病性危險因素之一。血脂是指血液中的膽固醇、甘油三酯（TG）和類脂（磷脂、糖脂、固醇）的總稱，與臨床關係密切的是膽固醇和 TG。

血脂檢查包括以下幾方面：總膽固醇（TC）、甘油三酯（TG）、高密度脂蛋白膽固醇（HDL-C）、低密度脂蛋白膽固醇（LDL-C）、脂蛋白（Lp）、載脂蛋白（Apo）。

【影響因素】

(1) 血脂異常的篩檢：

①建議 20 ～ 40 歲成年人至少每 5 年檢測一次血脂。

②建議 40 歲以上的男性和更年期後女性每年檢測血脂。

③ ASCVD 患者及其高度危險險群，應每 3 ～ 6 個月檢測 1 次血脂。

④因 ASCVD 住院患者，應在入院時或入院 24 小時內檢測血脂。

（2）血脂檢查的重點對象：

①有 ASCVD 病史者。

②存在一項ASCVD危險因素者（如高血壓、糖尿病、吸菸、肥胖 BMI ≥ 28kg/m^2 等族群）。

③有早發心血管疾病家族史（男性一級親屬在 55 歲以前或女性一級親屬在 65 歲以前患者有缺血性心血管病）。

④有皮膚或跟腱黃色瘤及跟腱增厚者。

⑤有家族性高脂血症患者。

【注意事項】

（1）檢查前一晚 20 點後禁食、禁水，抽取空腹 12 小時以上的靜脈血。

（2）採血前維持原來的規律飲食，並保持體重恆定。

（3）抽血前 4 ～ 6 週內應無急性病發作，生理和病理狀態穩定。

（4）檢查前一晚一定要休息好。

表 5-7-1　ASCVD 初級預防血脂正常值和異常分類標準（mmol/L）

分類	TC	LDL–C	HLD–C	TG
理想數值	–	< 2.6	–	–
合適數值	< 5.2	< 3.4	–	< 1.7
邊緣數值	≧ 5.2 且 < 6.2	≧ 3.4 且 < 4.1	–	≧ 1.7 且 < 2.3
升高	≧ 6.2	≧ 4.1	–	≧ 2.3
降低	–	–	< 1.0	

【臨床表現】

高脂血症本身的症狀很少。主要表現在高脂血症引起的不良反應。例如，黃色瘤、動脈粥狀硬化疾以及眼底改變。嚴重時還可以引起急性胰腺炎。

【專家健康指導建議】

（1）血脂異常建議以LDL-C為首要治療目標。

不同的族群 LDL-C 目標值不同。建議發現血脂異常後儘快醫院就診，醫生會結合個體情況進行危險級別並確定治療的目標值（表 5-7-2）。

表 5-7-2　血脂異常危險級別以及目標數值

危險級別	疾病或危險因素	目標 LDL-C 數值
極高度危險	ASCVD患者	< 1.8mmol/L
高度危險	LDL-C≧4.9mmol/L或TC≧7.2mmol/L 糖尿病患者1.8mmol/L≦LDL-C＜4.9 mmol/L或3.1mmol/L≦TC＜7.2mmol/L 且年齡≧40歲	< 2.6mmol/L
中度危險	高血壓+2項及以上危險因素 無高血壓+2項以上危險因素 高血壓+1項危險因素	< 3.4mmol/L
低度危險	無高血壓+0~1項危險因素 高血壓+無危險因素	< 3.4mmol/L

註：ASCVD 包括急性冠狀動脈症候群、穩定型心絞

【血脂異常報告解讀】

根據生化檢查的結果，主要分為以下四種情況：

（1）高膽固醇血症：TC ≥ 6.2 mmol/L 和（或）LDL-C ≥ 4.1 mmol/L。

（2）高 TG 血症：TG ≥ 2.3 mmol/L。

（3）混合型高脂血症：TC ≥ 6.2mmol/L 和（或）LDL-C ≥ 4.1 mmol/L 伴有 TG ≥ 2.3mmol/L。

（4）低 HDL-C 血症：HDL-C ＜ 1.0mmol/L。

不同族群血脂達標指標不同，不能僅僅依靠化驗單診斷，請參考表 5-7-1。

痛、血管重建手術後、缺血性心臟病變、缺血性腦中風、暫時性腦缺血、周邊動脈粥狀硬化疾病等。危險因素：男性＞ 45 歲、女性＞ 55 歲，吸菸、 HDL-C ＜ 1.0mmol/L

（2）當 TG ＞ 5.6mmol/L 時，需立即降低 TG，預防急性胰腺炎。

（3）對於 HDL-C ＜ 1.0mmol/L 者，主張控制飲食和改善生活方式。

（4）堅持健康的生活方式，管住嘴，邁開腿。

1）飲食方面，食物多樣，控制飲食中膽固醇的攝入，建議每天膽固醇攝入＜ 300g，每日飲食中包含 25 ～ 40g 膳食纖維，脂肪的攝入應優先選擇富含不飽和脂肪酸的食物；要求平均每天攝入 12 種以上食物，每週 25 種以上。

2）多吃蔬菜、奶類、大豆，保證每天攝入蔬菜 300 ～ 500g；每天攝入新鮮水果 200 ～ 350g；每天奶類攝入 300g。

3）適量魚、禽、蛋、瘦肉。每週攝入魚類 280 ～ 525g、家禽肉類 280 ～ 525g、蛋類 280 ～ 350g。切記吃蛋不棄蛋黃。

4）少油少鹽，控糖限酒。食鹽每天不超過 6g、糖不超過 50g，最好控制在 25g 以下。足量飲水，成年人每天 1,500 ～ 1,700mL。飲酒量酒精男性不超過 25g，女性不超過 15g。

5）堅持規律的中等輕度運動，建議每週運動 5 ～ 7 天，每次 30 分鐘，對於冠心病患者應先進行心肺功能試驗，充分評估安全性後再進行運動；主動運動，減少久坐時間，每小時起來動一動。

6）維持健康體重，體質指數 20～23.9kg/m^2。完全戒菸和有效控制吸入二手菸。

7）堅持良好心理狀態。

（5）藥物治療

1）他汀類：抑制膽固醇合成，主要降低 TC、 LDLD-C 數值，也能降低 TG 和輕度升高 HDL-C 數值。大部分他汀類藥物建議晚上服用，阿托伐他汀、瑞舒伐他汀可在任何時間段服用。每天服用一次。

2）膽固醇吸收抑制劑：主要降低膽固醇，與他汀聯合使用可產生良好的加乘作用。

3）貝特類藥物：可降低 TG 和升高 HDL -C 數值。

4）普羅布考：影響脂蛋白代謝，主要適用於高膽固醇血症。

5）PCSK9 抑制劑：與 LDL-C 受體結合。用於經大劑量強效他汀治療後仍不能達標的極高度危險險心血管病患者。

注意事項：藥物治療必須綜合臨床疾病及血脂情況考慮，並且長期服藥有不良反應，建議發現血脂代謝異常後到內科就診。

（6）血脂異常治療後複查

1）藥物治療開始後 4～8 週複查血脂、肝功能、肌酸激酶。

2）若無特殊情況且血脂達標可每 6 ～ 12 個月複查 1 次。

3）長期達標可每年複查 1 次。

4）如血脂未達標，每當調整降脂藥種類或劑量時，都應在治療 6 週內複查。

第八節　慢性腎臟疾病

【項目介紹】

慢性腎臟病是指各種原因導致的腎臟結構或功能異常≥ 3 個月，常見病因為高血壓、糖尿病、慢性腎小球腎炎、慢性腎盂腎炎等。尿常規及腎功能檢查是慢性腎臟病的最常用的監測手段。尿常規包括尿液性狀、生化分析、沉渣有形成分顯微鏡檢查。腎功能包括血清尿素氮、肌酐，與尿常規共同判定腎臟功能情況。

【注意事項】

(1) 尿常規：體檢前洗澡保證會陰部清潔，取中段尿液，避免尿杯接觸會陰皮膚及黏膜造成汙染，女性尤其注意避免陰道分泌物混入造成汙染。

(2) 血清尿素氮、肌酐：建議空腹抽血，前一天 22 時後避免進食，可少量飲水。

【檢查結果數據分析】

(1) 尿液性狀：正常尿液性狀為淡黃色，清澈透明，若尿液渾濁，建議結合蛋白質情況及沉渣鏡檢綜合分析。尿液顏色異常：①紅色：應首先除外色素及服藥影響。當尿液內含有一定量的紅血球時尿液呈紅色，醫學上稱為血尿。常見於病理性情況，如泌尿系感染、泌尿系統結核、結石等情況，建議儘快就醫；②醬油色或濃茶色：通常見於溶血或劇烈運動後橫紋肌溶解，為病理情況，需儘快就醫；③乳白色：正常尿中，如含多量磷酸鹽時，尿液可呈乳白色，尤其是在冬季氣溫低時最為多見。病理情況多見於泌尿系感染或絲蟲病、占位病變、結核、胸腹部創傷或某些原因引起腎周圍淋巴循環受阻；④黃色：常見於飲水過少導致尿液濃縮，此時尿液比重會升高。病理情況多見於黃疸，因為尿內含有大量的結合膽紅素而造成的。也可見於在服用某些藥物後，如核黃素、黃連素等。

(2) 尿比重：正常人在 1.003 ～ 1.03 之間。尿比重的高低多與尿量的多少有關，一般情況下，尿量越多，尿比重就越低。病理情況下，尿比重上升多見於急性腎炎、糖尿病、休克或脫水患者，尿比重減低多見於慢性腎炎、尿崩症患者。

(3) 尿液酸鹼度：正常值為 5 ～ 8，其改變可受用藥、飲食及疾病的影響。尿液 pH ＜ 5，常見於糖尿病、痛風或服用某些藥物（如氯化銨）等。尿液 pH ＞ 8，常見於膀胱炎、鹼中毒或服用某些藥物（如碳酸氫鈉）等。

（4）蛋白質：當尿蛋白含量大於 100mg/L，尿蛋白定性試驗呈陽性反應時，稱為蛋白尿。健康人劇烈運動後可能出現蛋白尿。病理情況多見於泌尿系感染及腎臟慢性病變及部分血液病或風溼免疫病。因尿蛋白陽性混雜因素較多，可擇日複查，如仍陽性，建議及時就醫。

（5）葡萄糖：正常人尿液內可有較低濃度的葡萄糖，定性結果為陰性。如尿葡萄糖呈陽性，建議結合血葡萄糖測定綜合判斷，僅尿葡萄糖陽性不能確診為糖尿病。

（6）酮體：酮體為脂肪代謝未完成的產物，如尿中出現酮體成為酮尿。正常人在節食、過度飢餓等情況下會出現。急性胃腸炎、妊娠劇吐、糖尿病，也可出現酮尿，如合併以上情況，建議就醫。

（7）亞硝酸鹽：正常值為陰性。陽性常提示泌尿系感染，如合併有尿頻、尿急、尿痛、血尿症狀，建議就醫。

（8）膽紅素：正常人為陰性。若陽性，常提示肝臟及膽道系統病變的可能，需與血清膽紅素結合判斷，建議就醫。

（9）尿膽原：為膽紅素代謝產物，正常為陰性或弱陽性。慢性便祕患者可能為陽性。可能提示肝功能受損或溶血性疾病。必要時就診。

（10）尿的顯微鏡檢查：包括細胞、管型

和結晶。

①細胞：當尿沉渣紅血球超過參考值，但尿的顏色未發生變化，稱為鏡下血尿。如除外月經期，考慮病理情況，如腎小球腎炎、泌尿系感染、腎結核、腎占位等，建議就醫。當尿沉渣鏡檢白血球超過參考值，提示泌尿道存在感染情況，如合併尿路刺激症狀，如尿頻、尿急、尿痛等，建議就醫。正常人尿液中可有正常脫落的尿道上皮細胞，但出現大量上皮細胞提示泌尿系感染。

②管型：是蛋白質在腎小管內凝固形成的蛋白聚體。當尿液中出現管型，常提示腎臟病變，建議就醫。

③結晶：健康人尿液中可有少量結晶，但當結晶大量出現，需除外病理情況，建議就醫。

(11) 血清尿素氮、肌酐：尿素氮是除蛋白質以外的含氮化合物的人體最終代謝產物，肌酐是人體肌肉代謝產物。其兩者可較直觀反映腎臟的濾過功能。因肌酐受人體肌肉量的影響，故肌肉較少的人常在體檢中發現肌酐偏低，不必驚慌。如體檢前攝取了大量蛋白質食物、劇烈運動導致脫水，可能出現肌酐及尿素氮的升高。如既往曾合併糖尿病、高血壓、腎小球腎炎、腎盂腎炎、尿路結石等慢性疾病，出現尿素氮及肌酐的升高，可能提示腎臟器質性病變，建議儘快就醫。

【肺部聽診異常報告解讀】

1．正常情況描述：雙肺呼吸音清，未聞及乾溼囉音。

2．常見異常情況：

（1）呼吸音粗：支氣管黏膜輕度水腫或炎症造成不光滑或狹窄，氣流進出不暢形成。常見於急性支氣管炎、肺部炎症早期。

（2）呼吸音注射顯影劑：雙側肺泡呼吸音注射顯影劑，與呼吸運動及通氣功能注射顯影劑，使進入肺泡的空氣流量增多或進入肺內的空氣流速加快有關。

①身體需氧量增加，引起呼吸深長和增快，如運動、發熱或代謝亢進等；

②缺氧興奮呼吸中樞，導致呼吸運動注射顯影劑，如貧血等；

③血液酸度上升，刺激呼吸中樞，使呼吸深長，如酸中毒等。一側肺泡呼吸音注射顯影劑，見於一側肺病變引起肺泡呼吸音減弱，此時健側肺可發生代償性肺泡呼吸音注射顯影劑。

（3）呼吸音減低或消失：與肺泡內的空氣流量減少或進入肺內的空氣流速減慢及呼吸音傳導障礙有關。可在局部、單側或雙肺出現。

發生的原因有：

①胸廓活動受限，如胸痛、肋軟骨骨化和肋骨切除等；

②呼吸肌疾病，如重症肌無力；

③支氣管阻塞，如慢性支氣管炎、支氣管狹窄等；

④壓迫性肺膨脹不全，如肺積水或氣胸等；

⑤腹部疾病，如大量腹水、腹部巨大腫瘤等。

（4）溼囉音（又稱水泡音）：吸氣時氣體透過呼吸道內的稀薄分泌物而產生的聲音，多見於支氣管炎、肺炎、肺水腫及支氣管擴張。

（5）乾囉音（又稱哮鳴音）：是由於氣管、支氣管或細支氣管狹窄或不完全阻塞，氣流吸入或呼出時發生湍流所致。多見於支氣管哮喘、咳嗽變異性哮喘以及其他過敏性疾病。

【專家健康指導建議】

（1）避免劇烈運動。

（2）控制鈉鹽攝入，避免食用醃製食物、罐頭等含鹽量高的食物及蠔油、醬油等調料。

（3）在醫生指導下，依據病情控制蛋白質攝入總量，攝取優質動物蛋白。

（4）加強原發病控制，如高血壓、糖尿病等。

（5）注射疫苗，避免流感、肺炎等感染誘發疾病加重。

（6）定期監測尿常規及腎功能變化。

第九節　肺部聽診異常

【項目介紹】

肺部聽診主要包括肺部呼吸音、溼囉音、乾 囉音。

【操作步驟及注意事項】

取坐位或仰臥位，充分暴露胸部，保持呼吸均勻，必要時遵醫生指導做深呼吸、屏氣或咳嗽後聽診。

注意事項：

（1）保持室內安靜，溫度適宜。

（2）受檢者保持安靜，放鬆，充分暴露胸部。

【呼吸科常見疾病】

1．慢性支氣管炎

簡稱慢支，氣管、支氣管黏膜及周圍組織的慢性非特異性炎症。臨床以咳嗽、咳痰為主要症狀，每年發病持續3個月，連續2年或2年以上。其特點是緩慢起病，病程長，反覆急性發作而病情加重。肺部聽診呼吸音粗或者正常，部分患者可聞及溼囉音。

2．慢性阻塞性肺氣腫

不是一種獨立的疾病，而是一種解剖／結構術語，是慢性支氣管炎或其他慢性肺部疾患發展的結果。主要是肺組織終末支氣管遠端部分包括呼吸性細支氣管、肺泡管、肺泡囊和肺泡的膨脹和過度充氣，導致肺組織彈力減退，容積增大。此階段在咳嗽咳痰的基礎上出現了逐漸加重的呼吸困難。最初僅在勞動、上樓或登山時有氣促，隨著病變發展，在平地活動時，甚至在靜息時也感覺氣短。肺部聽診呼吸音減低，部分患者可聞及溼囉音。

3．慢性阻塞性肺疾病

簡稱：COPD，是一種可防可治的肺部疾病。其特徵在於持續的呼吸道症狀和氣流受限，包括慢性支氣管炎和（或）肺氣腫。COPD患者通常有以下症狀，靜息或活動後氣短、咳嗽、氣喘、乏力和（或）分泌物增加，並且難以緩解。這是一個慢性病，因此意味著疾病將長時期持續。呼吸困難和乏力的症狀不會完全消退，當採用戒菸、規律服用藥物以及進行肺康復措施後，可以得到控制症狀和改善生活品質。

COPD 的一般預防對策：

（1）戒菸是預防 COPD 的重要對策，也是最簡單易行的對策，在疾病的任何階段戒菸都有益於防止慢性阻塞性肺氣腫的發生和發展。

（2）控制職業和環境汙染，減少有害氣體或有害顆粒的吸入，可減輕呼吸道和肺的異常炎症反應。

（3）積極防治嬰幼兒和兒童期的呼吸系統感染，可能有助於減少以後 COPD 的發生。

（4）流感疫苗、肺炎鏈球菌疫苗等對防止 COPD 患者反覆感染可能有益。

（5）加強體育鍛鍊，注射顯影劑體質，提升身體免疫力，可幫助改善身體的一般狀況。

此外，對於有 COPD 高度危險險因子的族群，應定期進行肺功能監測，以盡可能早期發現 COPD 並及時予以治療。

4．支氣管哮喘

支氣管哮喘是一種以呼吸道慢性炎症反應、呼吸道高反應、可逆性氣流受限為特徵的慢性呼吸道疾病。其特徵為可逆性呼吸道阻塞、呼吸道炎症和對多種刺激的呼吸道反應性上升。

典型表現為發作性呼氣性呼吸困難或發作性胸悶和咳嗽，伴有哮鳴音。嚴重者呈強迫坐位，端坐呼吸，甚至出現發紺等；乾咳或咳大量白色泡沫樣痰。部分患者僅以咳嗽為唯一症狀。哮喘發作時胸部呈過度充氣狀態，肺部聽診有哮鳴音，呼氣音延長。嚴重者可出現心率快、奇脈、胸腹反常運動和發紺。但在輕度哮喘或非常嚴重哮喘發作時，哮鳴音可不出現。

以下情況須儘快去正規醫院就醫：

(1) 反覆發作咳嗽、喘息，甚至能聽到吹哨聲，咳大量白痰等疑似哮喘表現。

(2) 哮喘發作較以往頻繁、症狀趨於加重、使用藥物的次數和量增加。

(3) 出現其他嚴重、持續或進展性症狀。

支氣管哮喘的預防：

(1) 一級預防：旨在透過去除危險因素而預防哮喘。

(2) 二級預防：是在無症狀時進行早期診斷和治療，防止哮喘病情發展。

(3) 三級預防：積極地控制哮喘症狀，防止病情惡化，減少併發症。

【專家健康指導建議】

(1) 戒菸，減少肺部損害，保持居家空氣清潔。

(2) 飲食清淡可口、易消化，含高蛋白、高脂肪、低碳水化合物，保證充足的水、能量和蛋白質。

(3) 選擇適合的運動方式、鍛鍊強度、鍛鍊方式：如散步、快走、太極拳、游泳等。

(4) 堅持服藥，不要擅自增減藥物，定期隨訪。

(5) 肺部聽診出現異常者，建議及時到正規醫院就診。

第十節　成人幽門螺旋桿菌感染

【項目介紹】

1．幽門螺旋桿菌（Helicobacter Pylori，Hp）

幽門螺旋桿菌是一種革蘭染色陰性螺旋狀細菌，主要透過口 - 口、糞 - 口途徑在人與人之間傳播。親密接觸，尤其是家庭內父母與孩子之間的親密接觸，可能是導致 Hp 感染的非常重要的因素。目前研究發現，Hp 感染後可引起大部分胃黏膜的活動性炎症改變，上消化道許多疾病如慢性胃炎、消化性潰瘍、胃癌等都與這種細菌的存在有關。除此之外，Hp 感染也與一些胃腸外的疾病發生有關，如不明原因缺鐵性貧血、特發性血小板減少性紫癜等。所以，Hp感染是許多疾病發生的重要危險因素。

2．Hp 檢測方法

包括非侵入性方法和侵入性方法兩類：

(1) 非侵入性方法：包括尿素呼氣試驗(^{13}C 或 ^{14}C-UBT)、 Hp 糞便抗原(HpSA)檢測和血清學抗體檢測等。其中 UBT 是臨床上最受建議的方法，具有Hp檢測準確性相對較高、操作方便和不受 Hp 胃內灶性分布的限制等優點。所以，^{13}C 或 ^{14}C-UBT 方法尤其適用於無相關病史，無任何臨床症狀的健康體檢者。臨床及體檢中多以 ^{13}C-UBT 多見。

(2) 侵入性方法：主要依靠對受檢者在接受胃鏡檢查時進行胃黏膜活檢獲取的檢體進行檢測，主要包括病理組織學檢測、快速尿素酶試驗(RUT)、 Hp 細菌培養和聚合酶鏈反應(PCR)檢測等。侵入性檢測方法臨床上建議 RUT 以及病理組織學檢測。侵入性 Hp 檢測方法除檢測 Hp 以外，還可以透過清晰可靠的胃鏡檢查進一步了解胃內的病變情況，同時還以對可疑病變部位採取活檢組織進行病理分析，確認病因。

【影響因素和注意事項】

(1) 尿素呼氣試驗(^{13}C 或 ^{14}C-UBT)一般在檢查當日上午進行，在做此項檢查前需空腹或禁食三小時以上(盡量前一天 22 時後禁食，可少量飲水)。胃腸動力較差或其他原因導致食物不能較快排空者，應適當延長禁食時間，幽門梗阻導致食物不能完全排空的患者禁止行此項檢查。

(2) 在做 ^{13}C 或 ^{14}C-UBT 過程中，尿素膠

【成人幽門螺旋桿菌感染報告解讀】

1．若符合下述 3 項之一，可判斷為 Hp 現症感染

(1) 經侵入性方法獲得的黏膜組織 RUT、病理組織切片染色或細菌培養 3 項中任一項結果為陽性。

(2) 經非侵入性方法檢查 ^{13}C 或 ^{14}C-UBT 陽性。

(3) 經非侵入性方法查血清 Hp 抗體檢測陽性多提示曾經感染過 Hp，若從未檢查及治療過 Hp，臨床可視為現症感染。

2．關於 UBT 檢查方法以及 ^{13}C-UBT 報告解讀

(1) 檢查方法：在做此項檢查之前，需服用穩定的同位素 ^{13}C 或 ^{14}C 來標記尿素的藥丸。用來收集呼出的氣體，測定其中的 $^{13/14}$C 標記的 $^{13/14}CO_2$，就可準確地判斷有沒有 Hp 感染。正常人是沒有 Hp 的，而 Hp 感染者呼出的氣體中就有 $^{13/14}CO_2$。

(2) ^{13}C-UBT與^{14}C-UBT的區別：^{14}C-UBT 中的 ^{14}C 沒有 ^{13}C-UBT 中的 ^{13}C 穩定，存在極少量的放射性，優點是較為經濟。^{13}C-UBT 中的 ^{13}C 是穩定性核素，沒有放射性，對人體無損害。

(3) ^{13}C-UBT 呼氣試驗的測定結果以超基準值 DOB(Delta Over Baseline)來表示。^{13}C-UBT 診斷標準： DOB 值 ≥ 4，診斷 Hp 陽性；DOB 值 <4，診斷 Hp 陰性。

囊需用溫水完整口服，切忌咬碎，以免影響檢測結果的準確性。

(3) 如果近期服用過抗生素、鉍劑、氫離子幫浦阻斷劑（PPI）等藥物可能會影響 UBT 以及 RUT 等檢測的診斷結果。建議在 UBT 檢測前須停用 PPI 至少 2 週，停用抗菌藥物、鉍劑和某些具有抗菌作用的中藥至少 4 週；進行 RUT 檢測前，如有服藥史，一定要提前向醫生說明。血清學試驗檢測 Hp 抗體，基本不受這些藥物的影響，如果只做 Hp 抗體的檢測，無須停用上述藥物。

(4) 某些疾病或身體的特殊情況會影響 Hp 檢測結果，例如，上消化道急性出血可使幽門螺旋桿菌受抑制，所以如有明顯的消化道出血，應在出血停止一週以後再進行 UBT 檢測。若之前因胃部疾患曾做過胃部分或大部切除手術，這種情況下，可能會造成同位素從胃中快速排空，將影響 UBT 的檢測效果。孕婦以及哺乳期婦女以及有嚴重心肺功能不全的受檢者應避免進行 UBT 及 RUT 等檢查。如有以上情況或有以上未提及的其他疾病病史，應在檢查前向醫生詳細說明。

(5) 如前述，常規的血清學試驗檢測 Hp 抗體 IgG，其陽性不一定是現症感染，不能用於根除治療後複查。若既往未檢測亦未接受過抗 Hp 治療，Hp 抗體陽性可視為現症感染。

【關於 Hp 根除和專家健康指導建議】

（1）Hp相關性胃炎作為一種感染性疾病，似乎所有的 Hp 感染者均有必要治療。但數據顯示，目前 Hp 感染率仍達約 50%以上，是由於我們的飲食行為多聚餐，無分餐的習慣，存在 Hp 交叉感染的風險，所以，臨床主動篩檢所有的 Hp 感染者並進行治療並不現實。

（2）若經檢測 Hp 陽性，需去正規醫院消化科門診就診，諮詢醫生，在確認 Hp 根除療法（表 5-10-1）以及除外相關藥物過敏等情況後，遵醫囑選擇適合的藥物及方案，切不可私自開藥、盲目治療。《第五次全國幽門螺旋桿菌感染處理共識報告》建議對符合根除療法的 Hp 感染者使用含鉍劑四聯方案（PPI+ 鉍劑 +2 種抗生素）作為主要的經驗性治療根除Hp方案。

（3）如表 5-10-1 所示，若已被證實患有消化性潰瘍或胃 MALT 淋巴瘤，且經檢測 Hp 陽性，強烈建議進行 Hp 根除治療。這是因為，根除 Hp 可促進消化性潰瘍癒合和降低潰瘍併發症、發生率，預防潰瘍復發；根除 Hp 可使約 80%早期胃 MALT 淋巴瘤獲得緩解。這與無症狀或無併發症的其他 Hp 感染者相比，根除 Hp 的獲益顯然更大。

（4）如果有胃癌家族史、早期胃癌內視鏡下切除術後和胃黏膜萎縮和（或）腸化生等情況，我們在臨床上稱這樣的族群為胃癌發生高風險個體。胃癌發生高風險個體根除 Hp 預防胃癌的獲益高於低風險個體。

表 5-10-1　幽門螺旋桿菌根除療法

幽門螺旋桿菌陽性者並證實有以下狀況	強烈建議	建議
消化性潰瘍（不論是否活動和有無併發病史）	✓	
胃 MALT 淋巴瘤	✓	
慢性胃炎伴消化不良的症狀		✓
慢性胃炎伴胃黏膜萎縮、糜爛		✓
早期胃腫瘤已行內視鏡切除或胃次全手術切除		✓
長期服用氫離子幫浦阻斷劑		✓
胃癌家族史		✓
計畫長期服用非類固醇消炎藥（包括低劑量阿斯匹靈）		✓
不明原因的缺鐵性貧血		✓
特發性血小板減少性紫癜		✓
其他幽門螺旋桿菌相關性疾病（如淋巴球性胃炎、增生性胃息肉、肥厚性胃病變）		✓
證實有幽門螺旋桿菌感染		✓

(5) Hp 感染是胃腸道相關器質性疾病的獨立可控的危險因素，所以，對於存在胃腸道症狀的受檢者臨床檢查的首要目標是確認症狀的根本原因，而不是僅限於發現幽門螺旋桿菌感染。對於有胃腸道相關症狀，懷疑有器質性疾病的受檢者，建議進行內視鏡檢查確認診斷，而不是僅進行非侵入性、無創的幽門螺旋桿菌檢測。

(6) 上文提及的含鉍劑四聯方案的 Hp 根除率基本可達 80%以上，但近年來，隨著細菌耐藥等情況的發生，Hp 根除的難度在逐年增加，臨床會有部分根除失敗的情況發生。若首次服用標準含鉍劑四聯方案根除 Hp 失敗，請勿自行再次服用相同的藥物或增加藥物劑量或療程進行盲目治療，盲目治療有可能會增加耐藥機率。這時，請務必去醫院就診，醫生會結合實際情況，更換藥物後再次進行根除治療。若多次根除 Hp 失敗，再次根除治療的難度將增加，這時，必須評估治療的獲益 - 風險比，進行個體化處理。

(7) 成人的幽門螺旋桿菌感染很大一部分是在兒童期獲得，雖然幽門螺旋桿菌感染是消化性潰瘍和胃癌的重要病因，但與成人不同，兒童和青少年感染者很少會發生這些嚴重的併發症。此外，在兒童期感染幽門螺旋桿菌，還可能有利於感染者生命後期免疫系統的發育。因此，在決定對兒童（年齡小於 14 歲）進行幽門螺旋桿菌感染的檢測和治療之前，應確認該決定是否使兒童能夠獲益。

(8) 老年人（年齡 >70 歲）根除 Hp 治療的藥物不良反應風險增加，因此，若年齡 >70 歲，應去醫院就診，由醫生進行獲益 - 風險綜合評估後進行個體化處理。

(9) 建議在根除治療後行 Hp 複查。多數無症狀受檢者根除 Hp 治療後不需要複查胃鏡，可採用非侵入性方法檢測 Hp，UBT 是其中的最佳選擇。複查及評估應在根除治療結束後 4 ～ 8 週進行，此期間服用抗菌藥物、鉍劑和某些具有抗菌作用的中藥或 PPI 均會影響檢測結果。若屬於上文提及的胃癌高風險族群，建議在根除 Hp 治療後，遵醫囑定期隨訪檢測 Hp。

【健康管理】

(1) 避免家庭性感染：Hp 感染主要在家庭內聚集傳播，避免導致母嬰傳播的不良餵食習慣，並減少外出聚餐，提倡分餐制以減少感染 Hp 的機會，餐具應定期消毒。

(2) 保持口腔健康，戒菸。

(3) 改善飲食習慣：避免喝生水、吃生的食物，同時食物應多樣化，避免偏食，注意補充多種營養物質；不吃食物；少吃燻製、醃製、富含硝酸鹽和亞硝酸鹽的食物，多吃新鮮食品；避免食用性狀過於粗糙、味道濃烈、辛辣的食物及長期大量飲酒。

(4) 保持良好心理狀態及充足睡眠。

第十一節　便潛血試驗及其臨床意義

【項目介紹】

1．便潛血

是指消化道少量出血，紅血球被消化破壞，糞便外觀無異常改變，肉眼和顯微鏡下均不能證實的出血。便潛血是消化道異常的早期預警，所以對懷疑有消化道慢性出血的患者，都應進行便潛血的檢查。消化道腫瘤早期，有

20%的患者可出現便潛血試驗陽性，晚期患者的便潛血試驗陽性率可達到90%以上，並且可呈持續性陽性。因此便潛血檢查對消化道惡性腫瘤（如胃癌、大腸癌）以及息肉、腺瘤的早期篩檢意義重大，並可作為消化道腫瘤患者篩檢的首選指標。

2·便潛血試驗（facal occult blood test，FOBT）

該試驗是用來檢查糞便中隱匿的紅血球或血紅素、運鐵蛋白等的一項實驗。

3·檢測方法

包括化學法和免疫法兩類：

（1）化學法：傳統化學法包括還原酚酞法、聯苯胺法、鄰甲苯胺法、無色孔雀綠法等；全新化學法是四甲基聯苯胺法（便潛血檢測試紙），較傳統化學法更為準確、快速、有效鑑定便檢體中是否含有隱血。

（2）免疫法：包括血紅素檢測法（FOB）以及運鐵蛋白檢測法。血紅素檢測法檢測糞便中的血紅素（Hb），運鐵蛋白檢測法檢測糞便中的運鐵蛋白。

【影響因素及注意事項】

（1）建議在留取便檢體時盡量留取新鮮糞便進行檢驗，並盡量使用採便棒多點取樣後以增加送檢檢體的陽性率。為了減少檢測結果假陰性的出現，可使用不同方法聯合檢測便潛血。

(2) 便潛血檢測只能定性篩選大便潛血的存在與否，不能確定檢體中的血量。

(3) 如果正處於月經期或有血尿、口鼻腔出血等情況，建議推遲或暫時取消此項檢查，因為上述情況都可能會引起該項檢查假陽性結果。

(4) FOB 特異性強：只針對人血紅素進行檢測，與動物血紅素沒有交叉。故 FOB 基本不受飲食、藥物等因素的干擾而出現假陽性。

(5) 在糞便形成的過程中，少量的消化道出血不一定與之均勻混合，使消化道出血具有間斷性。所以，若深度懷疑自己有消化道少量出血，為增加檢查的陽性率，可以選取一日內幾次的檢體或不同日的檢體連續多次送檢，以獲得更為準確的結果。但只要有一次結果為陽性，我們就可以認為該送檢檢體中有隱血。

(6) 大約有 40%～50% 的上消化道出血患者不能由 FOB 檢出，原因是①便檢體放置時間過長，血紅素或紅血球經過消化酶降解或消化殆盡，已經不具有原來的活性；②消化道大出血，過量的血紅素導致反應體系中抗原過剩出現前滯現象；③患者血紅素的抗原與單株抗體不相符。例如，若出現了柏油樣的黑便，醫生根據病史及臨床表現考慮可能存在較為嚴重的上消化道出血。但此時若送檢的便檢體中血紅素濃度過高，就可能因為前滯現象，出現假陰性結果，此時應將檢體稀釋後重複送檢，並結合其他檢查結果綜合判斷。

【專家健康指導建議】

（1）若體檢報告提示便潛血陽性，請不要緊張。便潛血檢查只是一項篩檢手段和輔助診斷依據，並不是確診疾病的金標準。即便是便潛血結果多次陽性，也不能代替臨床內視鏡（胃腸鏡等）、影像學檢查等其他輔助檢查。若便潛備陽性，且不能用其他能夠導致假陽性的情況解釋，請及時去正規醫院消化內科或肛腸外科就診，臨床醫生會結合實際情況，做進一步檢查以確診。例如：血常規、血生化、凝血、自身抗體等血液檢查以及腹部超音波、腹部 CT 等影像學檢查乃至內視鏡（如肛門鏡、胃腸鏡）等侵入性檢查方法等。

（2）便潛血陽性有可能發生的疾病有：消化道出血、消化性潰瘍、消化道息肉、腺瘤等，嚴重者存在消化道腫瘤（如胃癌、大腸癌）的可能。除此之外，可導致糞便中出現較多紅血球的疾病，如痢疾、直結腸息肉、克隆氏症、潰瘍性結腸炎、痔瘡、肛裂出血等也有可能會導致便潛血試驗陽性反應。上述疾病，除消化道息肉、早期消化道腫瘤外，絕大多數會合併有發熱、納差、腹部不適、腹痛、噁心嘔吐、腹瀉、黏液膿血便、消瘦等的臨床表現，若在便潛血檢查前已確診患有上述疾病，且便

【便潛血報告解讀】

檢驗結果依據檢驗試紙色帶的顯示情況進行陽性判定，結果標記為陽性（+）、陰性（-）、可疑陽性（±）或無效。若結果標記為陽性（+），考慮送檢檢體中含有隱血；標記為陰性（-）的，考慮送檢檢體中不含有隱血；標記為可疑陽性（±）的，考慮送檢檢體中可疑含有隱血；標記為無效的，考慮存在檢體留取不合格的可能，應重新留取檢體進行測試。

潛血試驗結果陽性，應及時去正規醫院消化內科或肛腸外科就診並進行相應的治療。

(3) 另外，便潛血試驗檢測結果陽性，有一部分可能是由於服用了某些藥物，如非類固醇消炎藥（阿斯匹靈、雙氯芬酸、布洛芬等），這類藥物刺激胃腸道可以造成胃腸黏膜急慢性損傷，形成隱性出血。若長期服用此類藥物，並已行內視鏡檢查確認診斷，併除外其他出血原因的，可嘗試在醫生的指導下停用此類藥物一段時間，並加用抑制胃酸分泌藥物及胃黏膜保護藥物，多數情況下，胃黏膜損傷、出血會逐漸好轉，便潛血結果轉陰。

第十二節　消化道內視鏡檢查及胃腸道惡性腫瘤篩檢

【項目介紹】

消化道內視鏡是使用各類微型攝像頭經消化道直接或間接獲取圖像，以診斷和治療消化系統疾病的一組設備。我們運用消化道內視鏡不僅能夠直接觀察到消化道的真實情況，而且還可以對觀察到的可疑病變部位活檢，進行病理及細胞學檢查，從而進一步確認診斷。消化道內視鏡按檢查所用內視鏡屬性可分為食道鏡、胃鏡、十二指腸鏡、結腸鏡、小腸鏡、內視鏡超音波、膠囊內視鏡等；按檢查部位和功能分為上消化道內視鏡、下消化道內視鏡、內視鏡逆行胰膽管造影（ERCP）等；按臨床應用分為診斷性消化道內視鏡和治療性消化道內視鏡；按照內視鏡過程中是否進行麻醉，可分為普通消化道內視鏡、無痛消化道內視鏡等。在實際臨床工作及體檢中最常見的診斷用消化道內視鏡內視鏡主要為胃鏡及結腸鏡。

1．胃鏡

胃鏡檢查時從口腔進入，經過食道、胃，到達十二指腸球部、降部，常用來診斷上消化道疾病，如上消化道炎症、潰瘍、腫瘤、息肉、憩室、狹窄、畸形或異物等。

（1）胃鏡檢查的適應症：

①存在上消化道症狀（如燒心、吞嚥困難、上腹痛、嘔吐等），懷疑有食道、胃、十二指腸病變。臨床需求確診者。

②已確診的上消化道病變，如消化性潰瘍、息肉、食道癌、胃癌等疾病治療後必須隨訪或觀察療效者。

③有嘔血、黑便等上消化道出血症狀，但病因及部位不明者。

④影像學檢查發現上消化道病變，必須確認性質者。

⑤上消化道異物者。

⑥必須對已發現的病變進行內視鏡下治療者。

⑦有胃癌家族史及其他胃癌高度危險險群。

⑧存在幽門螺旋桿菌感染，必須確認是否有胃黏膜病變者，或者必須進行幽門螺旋桿菌培養及藥物敏感性試驗以指導治療者。

⑨體檢。

(2) 胃鏡檢查的禁忌症：

1) 絕對禁忌：

①嚴重心肺疾患或嚴重心肺功能衰竭，無法耐受內視鏡檢查。

②懷疑有休克或消化道穿孔急性期等危重患者。

③患有精神疾病，不能配合內視鏡檢查者。

④消化道急性炎症，如腐蝕性食道損傷的急性期。

⑤急性重症咽喉疾患內視鏡不能插入者。

⑥明顯的胸腹主動脈瘤。

⑦急性中風患者。

2) 相對禁忌：

①輕中度心肺功能不全。

②消化道出血，血壓波動較大或不穩定。

③高血壓患者，血壓偏高。

④凝血功能障礙或有嚴重出血傾向者。

⑤高度脊柱畸形。

⑥消化道巨大憩室。

2 · 結腸鏡

結腸鏡檢查時從肛門進入，可以觀察包括

直腸、乙狀結腸、降結腸、橫結腸、升結腸、盲腸至迴腸末端的腸道黏膜，主要用於診斷大腸息肉、結腸直腸腫瘤、大腸炎症性疾病如潰瘍性結腸炎、慢性結直腸炎等。

（1）結腸鏡檢查的適應症：

①原因不明的中下腹疼痛及腹瀉、便血、黑便、便祕、腹脹、排便異常等。

②原因不明的腹部腫塊，懷疑結直腸及迴腸末端病變，經影像學檢查不能確診，需進一步確認者。

③經檢查提示便潛血陽性，及不明原因貧血等。

④疑有慢性腸道炎症性疾病。

⑤結腸癌手術前確定病變範圍，結腸癌、息肉術後複查及療效隨訪。

⑥原因不明的低位腸梗阻。

⑦體檢。

（2）結腸鏡檢查禁忌症：

除胃鏡檢查的禁忌症外，結腸鏡檢查的相對禁忌症還包括炎症性腸病的重症病例，有嚴重基礎疾病的病例；結腸鏡檢查的絕對禁忌症還包括潰瘍性結腸炎、中毒性巨結腸、消化道穿孔以及對腸道清潔劑成分過敏等情況。

3．無痛胃腸鏡

所謂無痛胃腸鏡檢查，就是麻醉胃腸鏡，使用一種安全高效的鎮靜催眠藥物，使患者在很短時間內進入淺睡眠狀態，全身放鬆後再進行胃腸鏡檢查，幾乎感覺不到任何不適，檢查完成後，很快清醒，在休息一段時間後即可離院回家，整個過程大約需要 30 分鐘左右。無痛胃腸鏡相比於普通胃腸鏡，它具有以下優點：首先無痛胃腸鏡檢查因患者處於睡眠狀態，能很好地配合檢查，使醫生檢查時間縮短，更容易到達敏感部位，有利於病情的診斷和治療。無痛胃腸鏡檢查特別適於精神極度緊張恐懼者、對疼痛刺激特別敏感者、高血壓及心臟病患者、老年人、不能自主配合檢查的小兒患者。

（1）無痛胃腸鏡的適應症和禁忌症：

無痛胃腸鏡的適應症和普通胃腸鏡檢查基本相似。但也要注意，無痛胃腸鏡因檢查過程中必須麻醉，故存在一定的麻醉風險，術前必須進行嚴格的麻醉評估。除了胃腸鏡檢查的禁忌症以外，年齡過大、患有心跳過緩、嚴重高血壓、心肺疾病、心肺功能衰竭者不宜進行無痛胃腸鏡檢查。其次，併發胃瀦留的消化系統疾病，液體逆流容易引起窒息，也不宜選擇無痛胃鏡。再次，嚴重鼾症及過度肥胖患者檢查時也有發生窒息的風險，也應慎重選擇無痛胃鏡。最後，為了避免麻醉藥物的影響，孕婦及哺乳期婦女也不宜選擇無痛胃腸鏡。

（2）無痛胃腸鏡檢查後注意事項：

①檢查後 3 小時內需有人陪護。

②檢查後 8 小時內禁食辛辣食物，不能飲酒。

③檢查後 8 小時內不得駕駛機動車輛、進行機械操作和從事高空作業，以防意外。

④檢查後 8 小時內最好不要做必須精算和邏輯分析的工作。

4．膠囊內視鏡

膠囊內視鏡檢查是一種新型無創的消化道無線監測系統，屬於非侵入性檢查，最先應用於小腸檢查，填補了胃鏡和結腸鏡對小腸檢查的空白。隨著技術的發展，目前膠囊內視鏡除了小腸檢查以外，還開發了用於食道、胃及大腸的磁控膠囊內視鏡檢查等。膠囊內視鏡透過口服內置攝像與訊號傳輸裝置的智慧膠囊，借助消化道蠕動功能，使之在消化道內運動、拍攝圖像，並以數位訊號傳輸圖像給患者體外攜帶的圖像記錄儀，進行儲存記錄。新型磁控膠囊內視鏡內植永久性微型磁極，依靠體外磁場，精確控制進入人體內的膠囊內視鏡的運動、姿態和方向，實現主動控制、精準拍攝的功能。醫生透過影像工作站分析所記錄的圖像，了解患者的整個消化道情況，從而對病情作出診斷。

膠囊內視鏡的優點：檢查無痛苦，不用麻醉；檢查用膠囊一次性使用，無交叉感染風險；對於一部分小腸疾病可作為先期檢查，為下一步小腸的雙（單）氣囊內視鏡檢查和治療提供幫助；解決了部分人因恐懼心理不願意做普通消化道內視鏡的問題。

膠囊內視鏡的缺點：除磁控膠囊外，普通膠囊無動力，需借助胃腸動力運行；而且膠囊內視鏡不能避開或沖洗胃腸內的血跡和分泌物，拍照清晰度較差，病變容易遺漏；對觀察到的消化道病變不能進行病理活檢；消化道動力較差以及消化道尤其是小腸狹窄的患者存在膠囊滯留的風險，發生膠囊滯留後必須經小腸鏡或外科手術取出；價格較為昂貴。

（1）膠囊內視鏡的適應症：

①可作為消化道疾病尤其是小腸疾病診斷的首選方法。

②原因不明的消化道出血，尤其是經上、下消化道內視鏡檢查無陽性發現者。

③其他檢查提示的小腸影像學異常。

④各種炎症性胃腸病，但不含腸梗阻者及腸狹窄者。

⑤懷疑為小腸器質性病變導致的腹痛、腹瀉。

⑥消化道腫瘤。

⑦不明原因的缺鐵性貧血。

⑧多發性息肉、克隆氏症的複查。

⑨腸營養吸收不良疾病。

（2）膠囊內視鏡的禁忌症：

①發生在膠囊內視鏡檢查失敗或攝像膠囊排出障礙的高度危險險群。

②年老體弱和病情危重者。

③有吞嚥困難者。

④胃腸道梗阻，消化道畸形、狹窄、穿孔或瘻管。

⑤急性腸炎、放射性結腸炎。

⑥患者體內如有心臟起搏器或已植入其他電子醫學儀器者。

⑦無手術條件者及拒絕接受任何外科手術者（膠囊嵌頓需外科手術取出）。

⑧妊娠及哺乳期。

【胃腸道惡性腫瘤篩檢及建議】

（1）胃腸道惡性腫瘤：包括食道、胃和大腸直腸癌，是嚴重危害健康的疾病。根據世界衛生組織的即時數據，食道癌新發病例和死亡病例占全球的55%左右；每年胃癌的新發病例和死亡病例占全球的40%左右；大腸直腸癌也是常見惡性腫瘤，現已躍居惡性腫瘤發病率第2位，死亡率第4位，而且隨著人們生活水準的提升，近幾年大腸直腸癌的發病率仍呈逐年攀升趨勢。

（2）隨著近些年技術的發展，胃腸道早癌通常經內視鏡下治療即可根治，療效與外科手術相當，且具有創傷小、恢復快的優勢。

早期診斷、早期治療對降低消化道惡性腫瘤病死率、改善患者預後以及減輕患者疾病負擔具有重要意義。臨床常見的檢查如超音波、血液化驗檢查甚至 CT、 MRI、 PET 等檢查，都難以發現早期消化道腫瘤。目前在臨床工作中消化道早癌篩檢的主要手段就是消化道內視鏡檢查。

(3) 根據食道癌流行病學，以下符合第 1 項和 2 ～ 6 項中任一項者應列為食道癌高度危險險群，建議作為篩檢對象：

①年齡超過 40 歲；②來自食道癌好發區；③有上消化道症狀；④有食道癌家族史；⑤患有食道癌前疾病或癌前病變者；⑥具有食道癌的其他高度危險險因子（吸菸、重度飲酒、頭頸部或呼吸道鱗癌等）。

(4) 根據胃癌流行病學，以下符合第 1 項和 2 ～ 6 項中任一項者均應列為胃癌高度危險險群，建議作為篩檢對象：

①年齡 40 歲以上，男女不限；②胃癌好發地區族群；③ Hp 感染者；④既往患有慢性萎縮性胃炎、胃潰瘍、胃息肉、手術後殘胃、肥厚性胃炎、惡性貧血等胃癌前疾病；⑤胃癌患者一級親屬；⑥存在胃癌其他高度危險險因子（高鹽、醃製飲食、吸菸、重度飲酒等）。

(5) 大腸直腸癌篩檢：建議對年齡在 40 ～ 74 歲的一般族群每 5 ～ 10 年進行 1 次全

結腸鏡檢查。如篩檢對象拒絕直接接受結腸鏡檢查，可採用問捲風險評估（大腸直腸癌篩檢高度危險險因子量化問卷）和糞便免疫化學測試（FIT）進行初篩，對初篩陽性者（判定為大腸直腸癌高度危險險群或 FIT 陽性）行結腸鏡檢查。若篩檢對象依從性差，對初篩陽性者或拒絕初篩患者可行多靶點糞便 DNA 檢測，陽性者建議結腸鏡檢查。

符合以下任何一項或以上者，列為大腸直腸癌高度危險險群：

1）一級親屬有大腸直腸癌史。

2）本人有癌症史（任何惡性腫瘤病史）。

3）本人有腸道息肉史。

同時具有以下兩項及兩項以上者，列為大腸直腸癌高度危險險群：

1）慢性便祕（近兩年中每年持續兩個月以上發生便祕）。

2）慢性腹瀉（近兩年來腹瀉累計持續超過 3 個月，每次發作持續時間在 1 週以上）。

3）黏液血便。

4）不良生活史（發生在近 20 年內，並在事件發生後對調查對象造成較大精神創傷或痛苦）。

5）慢性闌尾炎或闌尾切除術史。

6）慢性膽道疾病史或膽囊切除史。

（6）大腸直腸癌高度危險險群篩檢：

1）若篩檢對象的兩個一級親屬確診大腸直腸癌或進展性腺瘤（或 1 個一級親屬確診年齡 <60 歲），建議從 40 歲開始或比家族中最早確診大腸直腸癌的年齡提前 10 年開始，每 5 年進行 1 次結腸鏡檢查。

2）對於腺瘤性息肉症候群患者或致病突變帶原者，建議應每年進行 1 次全結腸鏡檢查。

3）對於遺傳性非息肉病性大腸直腸癌（Lynch 症候群）家系中攜帶致病突變者，建議自 20 ～ 25 歲開始接受結腸鏡檢查，每兩年 1 次，直到40歲，然後每年接受1次結腸鏡檢查。

第六章　外科專科檢查

第一節　皮膚病

【項目介紹】

皮膚病是發生在皮膚、鄰近黏膜和皮膚附屬器官疾病的總稱。皮膚是人體最大的器官，約占總體重的16%。皮膚位於人體體表，可以反映全身的健康狀況，所以可以說皮膚是人體健康的一面鏡子。皮膚出現的變化可以是全身性疾病的先兆或療法，出現嚴重的系統性疾病，皮膚可以作為第一症候。在體檢過程中，觀察皮膚表面的病理變化，可以及早發現變態反應、細菌和真菌感染、皮膚腫瘤及其他異常，給受檢族群提供及時的、合理的建議。古人說：君有疾在腠理，不治將恐深。及早發現並治療皮膚疾病對於全身健康是非常重要的。

【前期準備與操作步驟】

（1）檢查前應囑受檢者沐浴及清洗患處，面部不可以化濃妝，患處不可以使用帶顏色的外用藥如紫藥水塗抹。

（2）視診：檢查皮膚時光線要明亮，最好是自然光，其次是日光燈。除皮膚外，還應檢查毛髮、指（趾）甲及黏膜。對懷疑是接觸性皮膚炎及寄生蟲病的族群還應檢查其衣服，另外還可借助放大鏡來觀察皮損。透過視診確認皮損的性質、分布與排列、數目、顏色、邊緣與界限、有無鱗屑及結痂等資訊。

(3) 觸診：透過觸摸了解皮損的堅硬度、溫度、與周圍組織的關係以及附近淋巴結有無腫大。

(4) 皮膚鏡檢查：對於懷疑是皮膚腫瘤者還應借助皮膚鏡觀察以獲得更多資訊。

【常見皮膚疾病介紹】

一、特應性皮膚炎

【影響因素】

特應性（溼疹、哮喘或變應性鼻炎）家族史，以及參與皮膚屏障功能的絲聚蛋白基因存在功能性突變，是特應性皮膚炎的主要危險因素。

【專家健康指導建議】

患者每天用溫水浸浴或淋浴 5 ～ 10 分鐘，使用中性至低 pH 值、無香料、無皂基的清潔劑。洗浴後立即外用保溼潤膚劑。如果需要外用糖皮質素或其他消炎藥治療，應該在洗浴後立即使用，再使用潤膚劑。輕到中度特應性皮膚炎患者可外用皮質類固醇及潤膚劑進行治療。對於外用皮質類固醇不能控制的面部或皮膚皺褶處的特應性皮膚炎，建議外用鈣調磷酸酶抑制劑（他克莫司或吡美莫司）。中到重度的特應性皮膚炎可外用中至高效價皮質類固醇進行積極主動的間歇治療。如果局部治療無法控制，可能必須光療或全身性免疫抑制劑治療。

【特應性皮膚炎報告解讀】

特應性皮膚炎是一種慢性、搔癢性、炎症性皮膚病，最常見於兒童，但也可累及成人。基本特徵是皮膚乾燥和嚴重搔癢。根據患者年齡的不同，可分為嬰兒期、兒童期、青少年和成人期。在每個階段，患者可能出現急性、亞急性和慢性溼疹樣病變。急性皮損表現為水疱、滲出和漿液性結痂，亞急性皮損表現為紅斑和鱗屑及結痂，慢性皮損表現為增厚的斑塊，伴苔蘚化和鱗屑。

二、慢性手部溼疹

【慢性手部溼疹報告解讀】

慢性手部溼疹是一種累及手部皮膚的常見炎症性疾病，主要表現是皮膚脫屑、增厚和皲裂。

【影響因素】

日常生活接觸及職業暴露接觸的各類過敏原及刺激物，比如洗滌劑、水泥、消毒劑、染髮劑、殺蟲劑、柴油、金屬鎳等，均會導致溼疹的復發及加重。

【專家健康指導建議】

患者應避開刺激物和變應原，採取皮膚保護措施和抗炎治療。建議外用強效或超強效皮質類固醇作為一線治療藥物。

三、淤積性皮膚炎

【影響因素】

慢性靜脈功能不全。

【淤積性皮膚炎報告解讀】

淤積性皮膚炎又稱淤積性溼疹，是一種發生於慢性靜脈功能不全患者的常見下肢炎性疾病。通常表現為長期水腫的下肢出現發紅、脫屑和溼疹性斑塊或斑片症狀。慢性患者可出現色素沉著過度（圖 6-1-1）。嚴重者可進展為皮膚潰瘍。

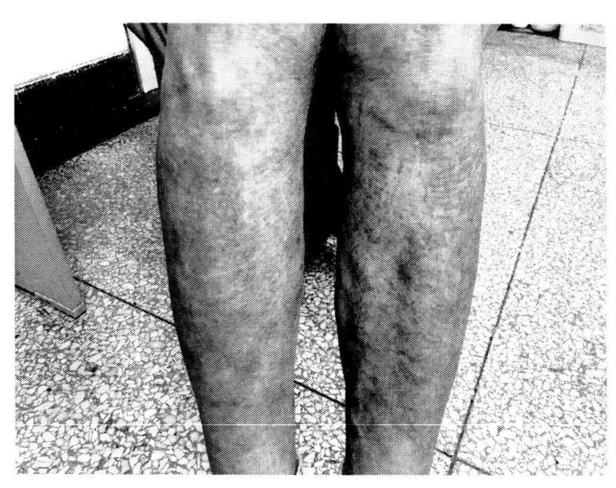

圖 6-1-1　慢性淤積性皮膚炎

【專家健康指導建議】

患者應使用加壓襪，定期參加體育運動，減輕體重，休息時抬高患肢。全身治療包括靜脈活性藥物（七葉皂苷鈉、地奧司明等）。局部治療首先必須加強皮膚護理，可使用溫和的潤膚劑。對於有滲出性溼疹的患者可以外用鹽水溼敷。急性淤積性皮膚炎患者可外用皮質類固醇激素，但應避免長期使用，以免皮膚萎縮和形成潰瘍。

四、脂漏性皮膚炎

【影響因素】

皮脂過多及共生的糠秕馬拉色菌與該病的發生直接相關。

【專家健康指導建議】

（1）去頭屑可使用抗真菌洗髮乳，包括酮康唑洗劑、二硫化硒洗劑等。

（2）對於存在鱗屑、炎症和搔癢的中度至重度頭皮脂漏性皮膚炎患者，建議聯合強效外用皮質類固醇洗劑、噴霧劑或泡沫劑。

（3）面部脂漏性皮膚炎建議使用低效價外用皮質類固醇乳膏（如地奈德乳膏）聯合外用抗真菌劑（如酮康唑乳膏）進行治療。

【脂漏性皮膚炎報告解讀】

脂漏性皮膚炎是一種常見的復發性皮膚病，表現為富含皮脂腺區域的紅色脫屑性斑塊，如鼻兩側與鼻唇溝、眉毛與眉間、耳後皮褶與頭皮。少數患者有胸背部和腋窩受累。頭皮屑是一種輕度的脂漏性皮膚炎。

五、足癬

【足癬報告解讀】

足癬是累及足底及趾間的皮膚癬菌感染，可表現為趾間型（圖 6-1-2）、浸漬糜爛型及角化過度型。足癬常伴有甲癬、股癬或手癬。

【影響因素】

缺乏皮脂腺和穿封閉性較高的鞋子造成的溼潤環境是造成本病的最重要因素。真菌感染可能由赤腳在公共設施上行走所引起。

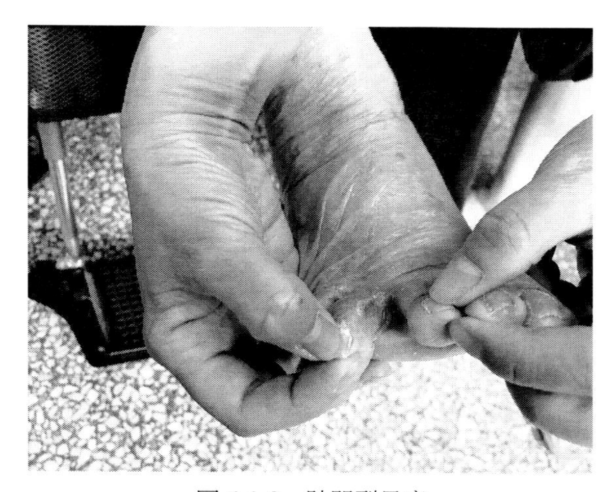

圖 6-1-2　趾間型足癬

【專家健康指導建議】

（1）勤洗腳，穿透氣性好的鞋襪。用可有效治療足癬的局部外用藥物，包括唑類（如酮康唑）、布替萘芬、環吡酮胺等。局部抗真菌治療一般一日 1 ～ 2 次，持續 4 週。

（2）口服抗真菌治療通常使用特比萘芬、伊曲康唑或氟康唑。一般療程為 2 ～ 4 週。

六、手癬

【影響因素】

手癬通常由自身足癬擴散而來，也可能由接觸到外界環境中的皮膚癬菌孢子引起。

【手癬報告解讀】

手癬是指手部的皮膚癬菌感染，臨床表現為掌部的角化過度性皮損。往往在有足癬的基礎上發生，通常為單側受累，臨床上被稱為「兩足一手症候群」。

【專家健康指導建議】

(1) 用可有效治療手癬的局部藥物，包括唑類（如酮康唑），布替萘芬、環吡酮胺等。局部抗真菌治療一般一日1～2次，持續4週。

(2) 口服抗真菌治療通常使用特比萘芬、伊曲康唑或氟康唑。

七、甲癬

【影響因素】

影響因素包括高齡，游泳，足癬、糖尿病等。

【甲癬報告解讀】

甲癬是指由真菌引起的指（趾）甲感染，病原菌包括皮膚癬菌和酵母菌等。紅色毛癬菌是最常見的致病微生物。除了引起指（趾）甲外觀的改變外（圖 6-1-3），還可以引起局部疼痛，伴發細菌感染，並可能成為皮膚真菌感染的感染源，而且容易造成家庭內部人員的密切接觸傳染。

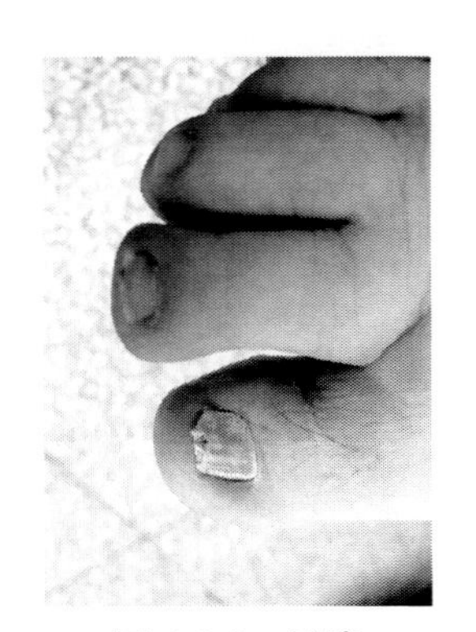

圖 6-1-3　甲癬

【專家健康指導建議】

(1) 外用和全身性使用抗真菌藥物是主要

的治療方法。特比萘芬是治療輕度至中度皮膚癬菌、甲真菌病的一線治療藥物，對於不能耐受特比萘芬或者特比萘芬治療無效的患者，可使用伊曲康唑替代治療。

（2）一線的外用治療藥物包括阿莫羅芬和環吡酮胺等。外用抗真菌藥物療效一般不佳，因為難以滲透甲板。

八、股癬

【股癬報告解讀】

股癬是累及腹股溝區及臀部的皮膚癬菌感染，典型損害為境界清楚，具有隆起，附著有鱗屑的活動性邊緣的紅斑，伴有搔癢。

【影響因素】

股癬往往是由於同時存在的足癬感染播散所致，易感因素包括多汗、肥胖、糖尿病和免疫缺陷等。

【專家健康指導建議】

（1）注意襪子和內褲分開洗滌。日常生活中注意接觸了足癬部位的雙手要及時清洗，並避免接觸腹股溝區域。局部抗真菌藥物能有效治療股癬，如酮康唑乳膏，布替萘芬乳膏，環吡酮胺乳膏等。

（2）如果局部治療未緩解，可以採用口服抗真菌藥物。復發性股癬非常常見，應在治療同時降低足癬和股癬復發的危險。

九、銀屑病

【銀屑病報告解讀】

銀屑病是一種常見的慢性炎症性皮膚病，可以嚴重影響生存品質。是免疫介導的多基因遺傳病。臨床表現為局限性或泛發的邊界清楚的紅色斑塊，上覆雲母狀白色鱗屑。

【影響因素】

危險因素包括遺傳因素以及非遺傳因素，

如吸菸、藥物和酒精、維生素 D 缺乏等。鏈球菌感染是點滴狀銀屑病發作公認的促發因素。

【專家健康指導建議】

(1) 治療的首要目標是控制疾病，雖然治療能大幅改善銀屑病，但是無法治癒它。局限性皮膚病變通常可以採用外用藥物治療，外用藥物包括強效外用皮質類固醇，如鹵米松乳膏，聯合使用卡泊三醇乳膏或他扎羅汀乳膏。

(2) 中至重度病變患者可能需要光照療法或全身性治療，例如口服維A酸類或胺甲蝶呤、環孢素等免疫抑制劑。用於治療銀屑病的生物藥物包括：抗 TNF 藥物阿達木單抗、依那西普、英夫利昔單抗、抗 IL-17 抗體蘇金單抗等。

十、白癜風

【影響因素】

該病的發生與遺傳、外傷、日晒、精神創傷、疾病、妊娠等因素有關。

【專家健康指導建議】

(1) 治療白癜風收效緩慢。快速進展的白癜風患者可以全身性使用皮質類固醇（口服潑尼松龍片等）來穩定病情。

(2) 對於受累面積小於 10％的白癜風患者，建議局部使用皮質類固醇乳膏，如膚立康乳膏，每日一次，連用 3 個月，然後間斷 1 個月。

(3) 對於受累面積為 10％～ 40％的白癜

【白癜風報告解讀】

白癜風是一種獲得性的由於功能性黑素細胞缺失而以局限性脫色斑為特徵的疾病。其特點是皮膚上出現界限清楚的白斑，呈完全脫色（牛奶白或粉筆白）的斑點或斑片。常伴隨自身免疫性甲狀腺疾病。

風患者，建議採用窄譜UVB光療，同時聯用皮質類固醇或鈣調磷酸酶抑制劑（如他克莫司，吡美莫司等）。局限性、難治性白癜風患者可以採用健康黑素細胞自體移植的外科療法。

十一、瘢痕疙瘩

【瘢痕疙瘩報告解讀】

瘢痕疙瘩是身體對真皮損傷的過度組織反應，臨床表現為表面光滑、堅實、隆起的真皮病灶，可伴有搔癢及疼痛。

【影響因素】

常形成於手術創面、裂傷處、燒傷處，或者是有炎症或感染性皮膚問題的部位（如痤瘡、毛囊炎、疫苗接種）。具有家族傾向性，並與性激素數值相關。

【專家健康指導建議】

（1）瘢痕疙瘩最常用的治療方法是皮損內注射曲安奈德，多需要重複注射，藥物劑量過大容易導致真皮萎縮。

（2）必要時也可以採用手術治療方式，但手術治療復發率高達100%，手術後聯合放射治療可以降低復發率。

十二、毛囊炎

【毛囊炎報告解讀】

毛囊炎是指毛囊淺層或深部的炎症，臨床表現為覆有毛髮的皮膚出現毛囊膿皰、丘疹及結節。多種細菌、真菌、寄生蟲均可引起毛囊炎。金黃色葡萄球菌和銅綠假單胞菌是常見的病原體。

【影響因素】

危險因素包括毛囊阻塞、多汗症，長期外用皮質類固醇、口服抗生素治療痤瘡，暴露於熱水浴缸或熱水游泳池等。

【專家健康指導建議】

（1）對於很多細菌性毛囊炎，外用抗生素

治療已經足夠，首選的一線藥物為夫西地酸乳膏及莫匹羅星乳膏等。皮膚廣泛受累的患者，可接受口服抗生素治療，如紅霉素、米諾環素、克林霉素等。

(2) 反覆發生膿腫的患者可採取去定植方案，如5日療程的鼻腔局部用莫匹羅星軟膏以及每日用氯己定清洗劑對個人物品進行消毒。馬拉色菌性毛囊炎患者可以口服氟康唑和伊曲康唑，外用二硫化硒洗劑及酮康唑乳膏。蠕形蟎毛囊炎可以外用5%撲滅司林乳膏，硫磺乳膏及口服甲硝唑片。

十三、痤瘡

【影響因素】

奶類和高血糖指數膳食有促進疾病發生的作用。痤瘡患者可以出現嚴重的心理問題。影響患者的社交生活和就業。痤瘡瘢痕可以毀容。儘管各種疾病導致的雄激素過度可引起痤瘡，但是大多數痤瘡患者的雄激素數值是正常的。

【痤瘡報告解讀】

尋常痤瘡是青少年的常見疾病，也可累及成人，是累及毛囊皮脂腺單位的一種多因素疾病。臨床表現為面部和軀幹上部的粉刺、丘疹、膿疱、囊腫，並可能形成瘢痕。發病機制涉及毛囊角化過度、皮脂分泌、痤瘡丙酸桿菌和炎症。

【專家健康指導建議】

(1) 限制辛辣甜膩食物及牛奶攝入，注意面部清潔，保溼，保持大便通暢。輕度痤瘡可以外用維A酸（如阿達帕林凝膠）和抗生素（如夫西地酸乳膏）或其他抗菌藥物（如過氧苯甲醯軟膏），中到重度炎性痤瘡必須口服抗生素，最常用的是米諾環素和紅霉素。

(2) 結節性痤瘡可以單用口服異維A酸

治療。

(3) 女性重度痤瘡可以採用口服激素（包括口服避孕藥和螺內酯）治療。

(4) 暴發性痤瘡以口服糖皮質素和異維A酸為主。痤瘡形成膿腫的，應該抽膿灌洗，再注射糖皮質素。

十四、魚鱗病

【魚鱗病報告解讀】

魚鱗病是一組以全身皮膚不同程度脫屑為特徵的異質性疾病。臨床表現為白色到灰色的細鱗屑，以腹部及四肢伸側最明顯，許多患者出現毛周角化病。

【影響因素】

絕大多數魚鱗病是遺傳的，目前已經發現多達50多種致病性基因突變。尋常型魚鱗病是最常見的遺傳性魚鱗病，絲聚蛋白功能缺失、突變均可引起尋常型魚鱗病。

【專家健康指導建議】

使用潤膚劑、保溼劑和角質剝脫劑治療可以改善臨床症狀。

十五、脂漏性角化病

【脂漏性角化病報告解讀】

脂漏性角化病也叫老年疣，是常見的表皮良性腫瘤。一般發生於50歲以後，但也可見於青壯年。臨床表現為邊界清楚、圓形、伴有黯淡、疣狀表面和典型的黏附樣外觀（圖6-1-4）。通常無症狀。

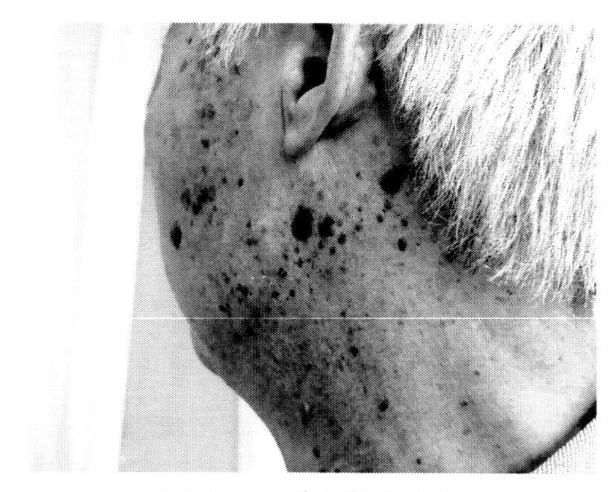

圖6-1-4　脂漏性角化病

【影響因素】

衰老和日光暴露。

【專家健康指導建議】

（1）通常不需要治療。

（2）如果病變有症狀或影響美觀時可以移除。常用的治療包括冷凍療法、雷射和手術等。

第二節　淺表淋巴結檢查

【項目介紹】

淋巴結檢查：是指透過視診及觸診，對全身淺表淋巴結進行檢查。

【檢查步驟】

全身體格檢查時，淋巴結的檢查應在相應身體部位檢查過程中進行。頭頸部淋巴結的檢查順序是：耳前、後，枕部，頜下，頦下，頸前、後，鎖骨上淋巴結。上肢的檢查順序是：腋窩淋巴結、滑車上淋巴結。下肢淋巴結的檢查順序是：腹股溝淋巴結、膕窩淋巴結。

【主要疾病介紹】

一、非特異性淋巴結炎

【影響因素和臨床表現】

淋巴結炎多繼發於其他感染性病灶，由致病菌沿淋巴管侵入淋巴結所致，常見於頸部、腋窩和腹股溝部。

【非特異性淋巴結炎報告解讀】
腫大的淋巴結單個或多個出現，彼此界限清楚，質地柔軟、有壓痛，表面光滑、與周圍無黏連。

【專家健康指導意見】

（1）治療時，首先要及時處理原發病灶。局部淋巴結炎症可採用熱敷或外敷藥物進行治療。一旦形成膿腫，行切開引流術，術後定期換藥，直至傷口癒合。

（2）如有全身症狀，如發熱、血白血球計數升高時，加用抗菌藥。

二、淋巴結結核

【淋巴結結核報告解讀】

腫大的淋巴結常發生於頸部血管周圍，多發性，質地稍硬，大小不等，可相互黏連，或與周圍組織黏連，如發生乾酪性壞死，則可觸及波動感。晚期破潰後形成瘻管，癒合後可形成瘢痕。

【影響因素和臨床表現】

患者多為兒童和年輕人，30 歲以上比較少見，以頸部多發。初期，腫大的淋巴結相互分離，可移動，無疼痛，逐漸形成淋巴結周圍炎，淋巴結相互黏連，融合成團，與皮膚和周圍組織黏連。晚期，淋巴結破潰，形成不易癒合的竇道或潰瘍。

患者多無明顯全身症狀，無高熱。

【專家健康指導意見】

本病單純依靠查體不能確診，需行穿刺或切除活檢病理檢查方可確診。治療分全身治療及局部治療。

三、惡性淋巴瘤及轉移癌

【惡性淋巴瘤及轉移癌報告解讀】

腫大的淋巴結質地堅硬，或有橡皮樣感，表面可光滑或突起，與周圍組織黏連，不易推動，一般無壓痛。

【專家健康指導意見】

（1）單純依靠查體不能確診。醫生透過病史和體檢，得出初步印象，然後根據病情需求，進行各種必要的檢查，包括實驗室檢查、影像學檢查和病理學檢查等，並根據病理檢查結果確定治療方案。

(2) 如診斷為轉移癌，盡量找到原發灶，並根據腫瘤進展情況，選擇手術、化療或放療的治療方式。

(3) 如病理檢查為惡性淋巴瘤，化學治療為基礎治療，並根據腫瘤的病理分型及腫瘤分期，行放射治療，一般不選擇手術治療。

第三節　甲狀腺體格檢查及常見疾病介紹

【項目介紹】

甲狀腺是成年人最大的內分泌腺，位於頸前部，呈「H」形，由左右兩葉、峽部及錐狀葉組成。甲狀腺左右葉呈錐體形，貼於喉和氣管的側面，長約 5cm，寬約 2.4cm，其內側面附著於環狀軟骨，因此，在吞嚥時，甲狀腺可隨喉結上下移動。甲狀腺有合成、儲存和分泌甲狀腺激素的功能。甲狀腺激素的主要作用是促進身體新陳代謝，維持身體的正常生長發育，對於骨骼和神經系統的發育有較大的影響。甲狀腺結節是外科醫生經常碰到的一個問題，成人發病率約 4%。流行病學研究在富碘地區約 5%的女性和 1%的男性可捫及甲狀腺結節，經高解析度超音波可在

19%～67%隨機族群中探及甲狀腺結節。在眾多良性結節中5%～15%為甲狀腺癌，如何鑑別至關重要。為避免漏診惡性結節，病史和體格檢查是十分重要的環節。不少患者並無症狀，而在體格檢查時偶然發現。一般來講，對於甲狀腺結節，男性更應得到重視。體格檢查發現明顯的孤立結節是最重要的體徵。

【前期準備】

檢查當日不要穿高領衣服，最好穿開衫或低領上衣。

【操作步驟】

①暴露頸部；②與醫生面對面進行甲狀腺視診；③檢查者可以站在受檢者前面或站在受檢者的後面進行甲狀腺的觸診；④甲狀腺聽診，當觸到甲狀腺腫大的時候，用聽診器直接放在腫大的甲狀腺上，聽是否有雜音。

【檢查方法及內容】

甲狀腺體格檢查方法主要從視診、觸診和聽診三個方面進行。

甲狀腺視診主要是觀察甲狀腺的大小和對稱性，囑受檢者做吞嚥動作，可見甲狀腺隨吞嚥動作而上下移動。甲狀腺腫大的分度是分析甲狀腺疾病嚴重程度和觀察治療效果的一項重要指標。根據甲狀腺腫大情況將其分為三度。①甲狀腺Ⅰ度腫大：從頸部看不出腫大，但觸診能摸到腫大的甲狀腺；②甲狀腺Ⅱ度腫大：

頸部可以看到腫大的甲狀腺，觸診也能摸到腫大的輪廓，甲狀腺腫大尚未超過胸鎖乳突肌外緣；③甲狀腺Ⅲ度腫大：腫大的甲狀腺超過胸鎖乳突肌外緣。

甲狀腺的觸診是透過觸摸判斷甲狀腺組織有無增厚，並配合受檢者的吞嚥動作，判斷腺體有無增大和結節。對於觸診可及的腫塊，必須詳細描述結節大小、質地，表面是否光滑，邊界是否清楚，是否隨吞嚥上下移動，表面有無震顫。無論結節大小，良性結節往往是表面光滑，邊界清楚，可以隨吞嚥上下移動。惡性結節大多是表面不光滑，邊界不清楚，質硬且固定，腺體在吞嚥時上下移動性減小。

對於腫大的腺體必須進行聽診，如聽到有連續的靜脈嗡鳴音，對診斷甲狀腺功能亢進有很大的幫助。

【常見疾病介紹】

一、單純性甲狀腺腫

俗稱「大脖子病」，隨著加碘鹽的普及，發病率已明顯下降。最常見的病因是碘缺乏和碘過量。早期症狀不明顯，多在體檢時被發現。女性多見，一般無全身症狀。當發生囊腫樣變的結節內併發囊內出血時，可引起結節迅速增大。甲狀腺不同程度的腫大和腫大結節對周圍器官引起的壓迫症狀是本病主要的臨床表現。

【單純性甲狀腺腫報告解讀】

甲狀腺體格檢查在單純性甲狀腺腫患者往往只提示甲狀腺飽滿，或甲狀腺腫大，根據腫大的情況分為三度。如腫大同時發現結節，結節往往是多發的，表面多是光滑的，質地中等偏硬，邊界清楚，可隨吞嚥上下移動。如觸診發現甲狀腺震顫或聽診有雜音，提示可能存在甲狀腺功能亢進。

【專家指導意見】

（1）甲狀腺腫者，避免領口緊束感的衣物。

（2）多數單純性甲狀腺腫患者的甲狀腺功能是正常的，並不需要藥物治療。

（3）當出現以下幾種情況時，應該採取手術治療：

①結節性甲狀腺腫，壓迫氣管、食道、喉返神經或交感神經引起吞嚥或呼吸困難。

②胸骨後甲狀腺腫。

③巨大甲狀腺腫影響正常工作和生活。

④繼發功能亢進或疑有惡變。

二、慢性淋巴球性甲狀腺炎

【慢性淋巴球性甲狀腺炎報告解讀】

體格檢查可發現甲狀腺瀰漫性腫大，無觸痛，伴或不伴有結節，甲狀腺隨吞嚥上下移動。化驗檢查甲狀腺功能正常、升高或降低均有可能。超音波檢查往往提示甲狀腺瀰漫性改變，伴或不伴結節。

又稱橋本氏甲狀腺炎，是一種自身免疫性疾病，也是甲狀腺機能低下最常見的原因。本病發病年齡多為年輕女性，臨床表現多為無痛性瀰漫性甲狀腺腫，對稱，質硬，表面光滑，較大腺腫可有壓迫症狀。

【專家指導意見】

（1）本病發展緩慢，通常無須治療。

（2）如果甲狀腺腫大，無功能異常，建議適當限碘，可以食用加碘食鹽，但適當限制海帶、紫菜、海苔等富碘食物的攝入。

（3）如甲狀腺腫大伴有功能異常，建議到內分泌科就診。

（4）如果甲功正常，甲狀腺腫大明顯，出

現頸部壓迫症狀，有呼吸和（或）吞嚥困難症狀，必須至外科就診。

（5）如腫大伴有結節，必須超音波檢查對結節進行 BIRADS 分類，BIRADS 分類 3 級及以下，且甲功正常患者，定期觀察，每半年複查一次；BIRADS 分類 4 級及以上，且甲功正常，儘快到甲狀腺外科就診。

三、甲狀腺腺瘤

甲狀腺腺瘤是最常見的甲狀腺良性腫瘤。多見於 40 歲以下的女性，頸部出現圓形或橢圓形結節，大部分患者無任何症狀，腺瘤生長緩慢。當發生囊內出血時，腫瘤可在短期內迅速增大，局部出現脹痛。甲狀腺腺瘤有引起甲狀腺功能亢進症（發生率約為 20%）和惡變（發生率約為 10%）的可能，故應早期進行手術治療。

【甲狀腺腺瘤報告解讀】
體格檢查可發現頸前單發結節，表面光滑，邊界清楚，無壓痛，質地稍硬，可隨吞嚥上下移動。

【專家指導意見】

（1）如頸部突發的腫塊伴隨疼痛，多可能是腺瘤或結節性甲狀腺腫囊內出血，需及時就診外科，行超音波檢查，確認病因。

（2）如不明原因出現心悸、易怒、多汗、消瘦等症狀，必須就診內科或外科，行甲狀腺功能及超音波檢查，必要時需要行核素成像，確認結節是否為高功能性腺瘤。如既往甲狀腺結節病史，短期內頸前腫塊明顯增大，不除外腺瘤癌變的可能，必須及時到甲狀腺外科就診。

【甲狀腺癌報告解讀】

明顯的孤立結節是甲狀腺癌最重要的體徵。大部分甲狀腺癌表現為單一結節，有一部分表現為多發結節。大於 1cm 的甲狀腺結節在體格檢查時容易被發現，結節多質硬，表面不光滑，邊界不清楚，如癌腫侵犯周圍組織並黏連固定，則不隨吞嚥上下移動或移動度減小。

四、甲狀腺癌

甲狀腺癌是最常見的甲狀腺惡性腫瘤，約占全身惡性腫瘤的 1%，近年來呈上升趨勢。甲狀腺內發現腫塊是最常見的表現。隨著病程進展，腫塊增大可出現壓迫症狀，包括呼吸障礙、吞嚥障礙、聲音嘶啞、 Horner 症候群及耳、枕、肩等處疼痛。局部淋巴結轉移可出現頸淋巴結腫大，有的患者以頸淋巴結腫大為首要表現。晚期常轉移到肺、骨等器官，出現相應臨床表現。特殊類型的甲狀腺癌，可有腹瀉、面部潮紅和多汗等類癌症候群或其他內分泌失調的表現。

【專家指導意見】

(1) 甲狀腺癌的確切病因並不確定，因此目前本病無預防方案，可透過定期體檢和篩檢及早發現，提升治癒和生存率。

(2) 注意避免放射線暴露，控制攝入碘鹽，健康飲食，以減少甲狀腺疾病的發生。

第四節 乳腺體格檢查及常見疾病介紹

【項目介紹】

正常未生產的婦女乳房呈半球形，其外形變異很大，受地區、種族、家族、生理週期等因素的影響。青春期卵巢功能逐漸成熟，受性激素的影響乳房開始發育；妊娠期和哺乳期，乳房增大並具備泌乳的功能；停止哺乳後，乳腺復舊，乳房變小；老年期，卵巢功能衰退，乳房萎縮而下垂。乳房的變化幾乎伴隨女性的全生命週期。乳房的皮膚與身體其他部位的皮膚一樣，是對稱、光滑平整的，一旦乳房疾病發生，乳房的皮膚就會發生肉眼能夠看見的特殊變化。乳頭和乳暈的皮膚較薄，易受損傷而感染。平時觸摸到的柔軟且有彈性的乳腺組織是乳房的主要成分，乳腺組織的表面及其深面包裹著一層又薄又白的包膜，它們透過許多短小的韌帶使乳房組織懸掛在胸壁上。當病變侵犯到這些韌帶時，會引起它們縮短，使光整的乳房皮膚上出現某一處的凹陷，就像人臉上的酒窩。男性乳腺組織出生後就基本退縮，僅限於乳暈範圍殘留少許乳腺組織，一般很少發育。乳房淋巴主要透過腋窩淋巴管回流到淋巴總站，乳癌癌細胞的轉移常常是透過淋巴管通道進行的。淋巴管道上有很多淋巴結，就像高速道路上的檢查站。癌細胞進入淋巴管後，會破壞相應位置的淋巴結，臨床上表現為淋巴結腫大。乳癌的淋巴結轉移常發生在腋窩。乳房作為胸壁表面的器官，體格檢查是發現其病變的最主要、最直接的檢查手段。

【前期準備】

檢查當日穿寬鬆上衣或開衫便於進行乳房檢查。

【操作步驟】

(1) 受檢者採用端坐和仰臥位檢查，兩側乳房充分暴露，以利進行乳房視診。

(2) 同樣體位進行乳房捫診，檢查者採用手指掌面循序對乳房外上（包括腋尾部）、外下、內下、內上各象限及中央區作全面檢查，輕擠乳頭，若有溢液，依次擠壓乳暈四周，並記錄溢液來自哪一根乳管。

(3) 直立位檢查腋窩，檢查者面對患者，以右手捫其左腋窩，左手捫其右腋窩。先讓患者上肢外展，以手伸入其腋頂部，手指掌面壓向患者的胸壁，然後囑患者放鬆上肢擱置在檢查者的前臂上，用輕柔的動作自腋頂部從上而下捫查腋頂部淋巴結，然後將手指掌面轉向腋窩前壁，捫查胸大肌深面淋巴結。站在患者背後，捫摸背闊肌前內側淋巴結。最後檢查鎖骨下及鎖骨上淋巴結。

【乳房體格檢查方法及內容】

乳房體格檢查主要從視診和捫診兩方面進行，同時包括腋窩淋巴結檢查。

乳房視診：主要觀察兩側乳房的形狀大小是否對稱，有無局限性隆起或凹陷，皮膚有無紅腫及「橘皮樣」改變，淺表靜脈是否擴張。兩側乳頭是否在同一高度，如乳頭上方有癌腫，可將乳頭牽向上方，使兩側乳頭高低不同。乳頭內陷可為發育不良所致，若是一側乳頭近期出現內陷，則有臨床意義。還應注意乳頭、乳暈有無糜爛。

乳房捫診：發現乳房腫塊後應注意腫塊大小、硬度、表面是否光滑、邊界是否清楚以及活動度如何。輕輕捻起腫塊表面皮膚確認腫塊是否與皮膚黏連。如有黏連而無炎症表現，應警惕乳癌的可能。一般來說，良性腫瘤的邊界清楚，活動度大。惡性腫瘤的邊界不清，質地硬，表面不光滑，活動度小。腫塊較大者，還應檢查腫塊與深部組織的關係。讓受檢者兩手叉腰，使胸肌保持緊張狀態，若腫塊活動度受限，表示腫瘤侵及深部組織。

腋窩淋巴結檢查：當發現有腫大淋巴結時，注意其大小、質地，有無壓痛，有無融合、活動或者固定。

【乳房常見疾病介紹】

一、多乳頭、多乳房畸形

多乳頭、多乳房畸形占總人口的1%～5%，一般沿乳頭垂直線分布，可為單側或雙側。副乳腺畸形的發生率為1%～2%，多見於腋窩。副乳腺可以發生與正常乳房一樣的乳腺。

【多乳頭、多乳房畸形報告解讀】

多在腋窩、乳房的外上方或下方的垂直線上發現乳頭樣形態，觸診可及皮下組織內增厚、質韌的腺體組織。體格檢查與正常乳房一樣必須鑑別副乳腺內有無腫塊。

【專家指導意見】

副乳腺與正常乳房一樣可以出現同樣的疾病，包括增生、纖維瘤、惡性腫瘤等。當體格檢查發現副乳腺內結節，必須聯合超音波檢查進一步分析結節的 BIRADS 分級，3 級及以下定期複查，每 3 ～ 6 個月 1 次，4 級及以上則必須儘快去乳腺外科就診。

二、乳腺囊性增生病

【乳腺囊性增生病報告解讀】

體格檢查發現乳房對稱，表面無紅腫，無局限性凹陷，乳頭位於同一高度，捫診可及乳房腺體條索樣增厚，腺體表面結節樣改變，輕觸痛。腋窩可伴有單個或多個淋巴結腫大，光滑，活動度好，邊界清楚。

乳腺囊性增生病是婦女的多發病，常見於中年女性。一側或雙側乳房脹痛和腫塊是本病的主要表現，部分患者症狀具有週期性。乳房疼痛在月經前明顯，月經後減輕，嚴重者整個月經週期都有疼痛。體檢發現一側或雙側乳房有大小不一、質韌的單個或為多個的結節，可有觸痛，與周圍分界不清，亦可表現為瀰漫性增厚，少數患者可有乳頭溢液，多為漿液性或漿液血性液體。本病病程較長，發展緩慢。

【專家指導意見】

(1) 乳腺增生可分為生理性增生和病理性增生，正常乳房每個月都要隨著性激素數值的改變出現增生和復舊，這是生理性增生。增生屬於病理學概念，當組織病理發現細胞不典型增生時則為病理性增生，而病理性增生屬於癌前病變。乳腺囊性增生病臨床表現多樣，多數患者以乳房疼痛就診，或自我檢查時發現結節，或乳頭有溢液。以上症狀同樣可以出現在乳腺惡性腫瘤。乳腺增生與乳癌可同時存在，兩者臨床表現相似，不易區分。一旦出現上述症狀應積極前往乳腺外科就診，排除惡性疾病。

(2) 單純的生理性增生屬於正常生理現象，睡眠障礙、高脂高糖飲食、焦慮憂鬱情緒等均可能導致自律神經系統的紊亂及性激素數值的變化，從而引發乳房的不適。所以，平時要拒絕常規的高脂高糖飲食，確保充足的睡眠（每天 8 小時），保持情緒舒暢，如發現乳房疼痛不隨月經週期變化而變化、乳房結節和（或）乳頭溢液等症狀，應及時到乳腺外科就診。注重每年一次的常規體檢。

三、乳房腫瘤

女性乳房腫瘤的發病率甚高，良性腫瘤中以纖維腺瘤為最多，約占良性腫瘤的 3/4，其次為乳管內乳突狀瘤（intraductal papilloma），占良性腫瘤的 1/5，惡性腫瘤的絕大多數（98%）是乳癌（breast cancer），肉瘤甚為少見（2%）。男性患乳房腫瘤者極少，男性乳癌發病率約為女性的 1%。

1．乳房纖維腺瘤

本病是女性常見的乳房腫瘤，好發年齡是 20～25 歲，其次為 15～20 歲和 25～30 歲，好發於乳房外上象限，約 75%為單發，少數屬多發。除腫塊外，患者常無明顯自覺症狀。腫塊增大緩慢，質似硬橡皮球的彈性感，表面光滑，易於推動。月經週期對腫塊的大小並無影響。由於妊娠可使纖維腺瘤增大，所以在妊娠

【乳房纖維腺瘤報告解讀】

體格檢查可捫及單個或多個結節，質硬，表面光滑，界限清楚，活動度好。

前或妊娠後發現的纖維腺瘤一般都應手術切除。

【專家指導意見】

纖維腺瘤屬於良性病變，但可惡變，原則上建議手術治療。尤其是出現以下情況：①短期內生長迅速；②可疑惡變；③該病引發了焦慮情緒；④計劃妊娠。

【乳管內乳突狀瘤報告解讀】

體格檢查時，因腫瘤小，常不能觸及。大乳管乳突狀瘤可在乳暈區捫及直徑為數公釐的小結節，多呈圓形、質軟、可推動，輕壓腫塊，常可從乳頭溢出血性液體。

2．乳管內乳突狀瘤

乳管內乳突狀瘤多見於經產婦，40～50歲居多。一般無自覺症狀，常因乳頭溢液汙染內衣而引起注意，溢液可為血性、暗棕色或黃色液體。腫瘤小，常不能觸及，偶有較大的腫塊。乳管內乳突狀瘤一般屬良性，惡變率為6%～8%，尤其對起源於小乳管的乳突狀瘤應警惕其惡變的可能。

【專家指導意見】

（1）建議日常穿淺色內衣，當出現乳頭溢液時可以被及時發現。

（2）乳頭溢液最佳的檢查方式是電子乳腺內視鏡檢查，可以直觀地發現溢液乳管的內壁有無炎症、狹窄和增生性腫塊，並且可以對病灶進行定位，做到精確手術切除。

3．乳癌

乳癌是女性最常見的惡性腫瘤之一。占全身各種惡性腫瘤的7%～10%，呈逐年上升趨勢。乳癌占女性惡性腫瘤之首位。20歲前本病少見，20歲以後發病率逐漸上升，45～50歲較高。與西方國家相比，東方國家乳癌的發病年齡更低。

【專家指導建議】

1．乳癌的病因尚不清楚

乳腺是多種內分泌激素的靶器官，如雌激素、孕激素及泌乳素等，其中雌酮和雌二醇與乳癌的發病有直接關係。月經初潮年齡早、停經年齡晚、不孕及初次足月產的年齡與乳癌發病均有關。不要自行處理停經年齡，如需荷爾蒙療法，必須到婦科內分泌科就診，在專業醫生的指導下使用藥物。一級親屬中有乳癌病史者，發病危險性是一般人的２～３倍，故該類族群必須更加注重乳房的體檢，治療更加積極。營養過剩、肥胖、高脂飲食可加強或延長雌激素對乳腺上皮細胞的刺激，從而增加發病機會，日常生活中應該盡量避免。環境因素及生活方式與乳癌的發病有一定關係，如吸菸飲酒、電離輻射等，詳見【日常生活中如何保養乳房】。

【乳癌報告解讀】

體格檢查需詳細觀察乳房外觀有無橘皮樣改變，有無局限性凹陷，有無乳頭內陷，有無非哺乳期乳房紅腫，這些陽性體徵均提示乳房內病變。捫診發現的乳房結節，多為質硬，表面不光滑，邊界不清，活動度差，可伴有乳頭溢液。早期腋窩腫大淋巴結可活動，當出現腋窩淋巴結轉移症狀時，則淋巴結可融合固定。乳頭乳暈區的溼疹樣病變，尤其是單側病變，需高度懷疑為乳頭溼疹樣癌的可能。

2．當出現以下情況時，必須及時到乳腺外科就診

（1）洗澡或更衣時無意中發現乳房腫塊。

（2）乳房皮膚出現局部凹陷或橘皮樣變。

（3）不明原因出現乳頭凹陷。

（4）單側乳頭乳暈溼疹，短期治療無效。

（5）非哺乳期乳房紅腫。

（6）不明原因腋窩淋巴結腫大。

【日常生活中如何保養乳房】

乳腺是女性發生疾病的多災之地，和身體的其他器官一樣，乳房也必須細心呵護。了解乳房的保健常識，防微杜漸，避免諱疾忌醫，愛護乳房、拯救乳房，從每個人自己做起。健康的飲食、規律的作息、良好的心態、放鬆的精神和適度的鍛鍊都是健康的基礎，是防病去病不可缺少的法寶，當然對乳房疾病的預防也不例外。

(1) 高脂飲食會使兒童快速生長而加速初潮的發生，以及日後身材的肥胖。而月經初潮提前（12 歲以前）和超重會增加乳房疾病的患病風險，因此學校、父母應減少孩子的高脂、高膽固醇飲食，鼓勵孩子每天進行有規律的運動。適當的娛樂活動可以適當延遲月經初潮並控制體重。

(2) 吸菸、飲酒過多（每天 3 杯以上）會增加乳癌患病風險。眾所周知，菸草中含有大量致癌物質，其對肺癌等惡性腫瘤的發病影響重大，乳腺組織對致癌物質的敏感性較高，所以，吸菸對身體的負面影響同樣應該受到女性們的重視。現已有充足的證據證明，偶爾飲酒不會增加乳癌的危險性；中度飲酒也就是每日都少量飲酒會輕微增加乳癌的危險性；長期大量飲酒則使乳癌的危險性明顯增加。所以，建議有飲酒嗜好的女性限制乙醇（酒精）攝入量，選擇適量飲酒。

(3) 多吃白菜和豆製品，多吃魚，每天5種水果或蔬菜的健康飲食，增加膳食纖維，確保充足的維生素A、維生素C、維生素E，減少咖啡因攝入，如咖啡、巧克力等，透過膳食改善可以減少乳癌發生的可能。蔬菜的作用要比水果好，而蔬菜中綠色蔬菜的作用更好。豆類產品對乳腺的保護作用正受到人們的關注，可能與其中的植物荷爾蒙含量較高有關。實驗顯示，植物荷爾蒙可以透過多種機制對乳腺形成保護作用。

(4) 適度的體育鍛鍊。年輕女性參加體育鍛鍊往往會使月經初潮推遲，而這可能會降低乳癌發生的危險性。同時體育鍛鍊會減少中老年女性的脂肪儲存，而脂肪恰恰是停經後女性體內雌激素的重要來源。因此，建議女性朋友每週至少運動5天，每天運動30～45分鐘甚至更長時間。

(5) 精神壓力大、焦慮、憂鬱等往往會導致內分泌紊亂，增加各種婦科疾病和乳房疾病的發病風險。因此，調整生活節奏，適當的娛樂活動、積極的體育鍛鍊、精神放鬆和適當的睡眠是必要的。對於乳房疼痛、已經患有乳腺良性疾病並感焦慮的女性朋友，更應該積極進行心理調節，必要時可諮詢心理醫生。

(6) 遠離電離輻射。電離輻射的確可以增加乳癌的風險，且暴露於放射線的年齡越小危險性越大。有些女性擔心乳腺鉬靶檢查會增加乳癌的發生率，這種危險性的確存在，但在所有乳癌患者中，由診斷放射導致的乳癌比例不足 1%。乳腺鉬靶檢查能提供大量有用資訊，從而便於乳癌的早期診斷和早期治療，相比之下乳腺鉬靶檢查利遠大於弊。青少年女性（尤其 10 ～ 14 歲）應盡量避免暴露於電離輻射或盡可能減少輻射量。因為少女的乳房比成年女性更容易受到影響，可在初次暴露的幾十年後發生乳癌。

（7）妊娠期和哺乳期保持乳頭和乳房的清潔，將乳汁用吸奶器吸淨，可以預防急性乳腺炎的發生，以免影響對嬰兒正常的哺乳。

（8）堅持定期的乳房自我檢查，這是非常關鍵的，包括觀察乳房、體會自覺症狀的變化，掌握乳房自我檢查的方法，參加乳腺普查活動，並積極與乳腺專科醫生交流。

【生育與乳房健康的關係】

適齡生育（一般不超過 35 歲），堅持母乳餵養。妊娠期胎盤產生的孕激素具有保護乳腺的作用，從未生育的婦女患乳癌的危險性比已生育的婦女高 30%。另外，產後極少哺乳或從未哺乳的婦女很容易導致乳房積乳，患乳癌的危險性也會增加。有研究顯示，所有經產婦女每增加 12 個月的母乳餵養時間，其乳癌的累計發病率就會降低 4%。另有研究顯示，女性乳癌的發病率隨產次的增加而降低。

由於妊娠期和哺乳期乳腺組織的改變，容

易增加乳房疾病診斷的困難程度。因此，妊娠前或第一次產檢最好做全面的乳房檢查，評估乳房健康狀態，及時發現和處理乳房疾病，並在妊娠期間進行短期的體檢隨訪。

自然或人為使停經年齡過晚（大於 55 歲）可能使乳癌發病率增加。每延遲 1 年，可能增加 3%的發病風險。雖然荷爾蒙療法可以緩解停經過度期和停經後期的停經相關症狀，但是鑑於有上升乳癌發生的風險，使用荷爾蒙療法前應該諮詢醫生，個體化評估危險和受益比（尤其分析乳腺和子宮內膜），決定用藥的途徑、最低有效劑量、療程，監測治療目的是否達到和有無不良反應，並盡量避免長期使用雌激素（<1 年），避免聯合使用孕激素。

【男性也要關心乳腺健康】

男性的乳房疾病雖然比較少見，但也有一定的發生。它包括男性乳房發育、乳腺膿腫、乳腺轉移癌、男性乳癌等，有時與男性身體其他器官疾病有關聯，有時可由藥物引起，因此，應該對其有足夠的了解。

(1) 男性乳房發育：男性乳房發育好發於嬰兒期、青春期和老年期。30%～ 60%的青春期男孩會有男性乳房發育的表現，一般 12 歲開始，16 ～ 17 歲退化。若為青春期男性，可以就診乳腺專科醫院行一般的乳房體檢和必要的檢查，如果沒有發現異常，則不必過於擔心，定期門診隨訪就可以了。如果病因是使用與男性乳房發育相關的藥物，應予停藥或改用其他對乳房不良反應小的藥物。因前列腺疾病服用雌激素者也會導致乳房發育。停藥或改藥後，乳房疼痛和乳房發育一般會在1個月內緩解。若與藥物無關，發現乳房增大、柔軟，伴有疼痛，應及時就診，檢查腦垂體、甲狀腺、肝臟、腎上腺、睪丸等有無異常以確認病因。如果原因未找到，又因為疼痛和乳房增大感到尷尬，可以使用他莫昔芬等實驗性藥物治療，或行保留乳頭的外科手術切除。

（2）男性乳癌：男性乳癌極少見，主要發生於60～70歲之間，未婚男性、有乳腺病家族史、過去曾患乳房疾病的男性、曾因胸部疾病接受放療、肝病（如肝硬化）、因前列腺增生長期服用雌激素等因素會增加患病風險。

【如何在飲食中預防乳癌】

（1）選擇各種蔬菜和水果、豆類的植物性飲食，並多食用粗加工的穀類。

（2）建議不飲酒，尤其禁飲烈性酒。如要飲酒，則每天男性限制在2杯以內，女性限制在1杯以內（1杯酒相當於250mL啤酒或100mL葡萄酒或25mL白酒）。

（3）控制肉攝入量，特別是減少紅肉攝入量，最好選擇魚、禽肉取代紅肉（牛、羊、豬肉）。

（4）限制脂肪含量高，特別是動物性脂

肪含量高的食物。脂肪為多種腫瘤提供適宜的生長環境，避免油炸或其他脂肪含量較高的食物。選擇植物油，特別是單不飽和脂肪酸含量高、氫化程度低的植物油。

(5) 限制醃製食物和食鹽攝入量。

(6) 避免食用被真菌毒素汙染而在室溫長期儲藏的食物。

(7) 注意易腐敗食物的冷藏。

(8) 少喝咖啡，咖啡、可可等有較高含量的咖啡因，可促使乳腺增生。

(9) 堅持適當的體育活動，均衡飲食，避免體重過重。

第五節　體表腫瘤

【項目介紹】

體表腫瘤是指來源於皮膚、皮膚附件、皮下組織等淺表軟組織的腫瘤。所謂體表腫塊，一般是指肉眼可以直接看到，或者透過簡單觸診就能摸到的身體表面的腫塊。表皮囊腫、脂肪瘤、纖維瘤、血管瘤、色素痣、腱鞘囊腫等等，都是常見的體表腫塊。由於這類腫塊的發病率非常高，而且許多患者常常為這些普通的腫塊而擔憂，所以，醫務工作者有責任對這些腫塊做出準確的判斷。其診斷主要透過體格檢查，必要時結合彩色都卜勒超音波，如需最終確診，則可能進行手術切除的方式。體表腫塊體檢的主要目的是發現可疑病灶，並確認性質。

【前期準備】

著寬鬆且易穿脫的衣服和鞋帽，檢查室內光線明亮，注意保護患者隱私。

【操作步驟】

(1) 受檢者充分暴露全身皮膚，進行視診。

(2) 如發現腫塊，進行觸診。

【體表腫塊體格檢查方法及內容】

體表腫塊體格檢查主要靠視診和觸診，對發現的異常體表腫塊進行詳細的描述，包括大小、色澤，形態是否規則，表面有無紅腫，是否光滑，是否破潰，質地、邊界是否清楚，有無周圍組織浸潤。體表腫塊檢查主要目的是發現有惡性或潛在的惡性病變。良性病變往往是色素對稱、形態規則、表面光滑、質地軟、境界清楚。惡性病變大多是形態不規則、表面不光滑、質硬、邊界不清楚，且向周圍組織浸潤。

【常見體表腫塊臨床表現】

一、皮脂腺囊腫

皮脂腺囊腫又稱粉瘤，非真性腫瘤，是皮脂腺排泄受阻所形成的瀦留性囊腫，多發於皮脂腺集中的頭面及背部，囊內為皮脂與表皮角化物集聚的油脂樣「豆渣物」，易繼發感染伴奇臭，感染控制後行手術切除治療。

【皮脂腺囊腫報告解讀】

體格檢查發現體表局限性隆起性結節，頂部有黑頭，質硬，固定，與皮膚黏連。

【專家指導意見】

（1）請勿人為擠壓，以免誘發感染。

（2）如腫塊生長在背部等易被壓迫或摩擦的部位或面頸部，影響美觀，建議外科就診，必要時手術治療。

二、脂肪瘤

脂肪瘤是正常脂肪樣組織的瘤狀物，多發於四肢、軀幹皮下組織內，多數為單發、質軟，與周圍不黏連，境界清楚，呈分葉狀，可有假囊性感，無痛。生長緩慢，但可達巨大體積。表面皮膚正常，腫瘤較大時可見局限性皮膚隆起。有的全身可達數十個或上百個，稱為多發性脂肪瘤。深部者可惡變，應及時切除。多發者瘤體常較小，常呈對稱性，有家族史，可伴疼痛（稱痛性脂肪瘤）。

【脂肪瘤報告解讀】

體格檢查時，較大脂肪瘤可在體表發現單發或多發局限性隆起，質中，表面光滑，邊界清楚，有一定的活動度，多無壓痛。超音波檢查可幫助診斷。

【專家指導意見】

無痛性脂肪瘤多無須治療，臨床觀察即可。當出現以下情況時，建議外科就診，必要時手術治療：

（1）顏面部影響美觀。

（2）關節部位影響活動。

（3）腰背部長期壓迫不適感。

（4）短期內生長迅速。

（5）引發焦慮情緒。

（6）痛性脂肪瘤。

三、腱鞘囊腫

【腱鞘囊腫報告解讀】

體格檢查時發現關節處圓形或條形結節，與皮膚不黏連，與底部黏連，彎曲關節時突出明顯。

俗稱「筋疙瘩」，是關節囊或腱鞘發生黏液性變，常見於手腕、手指、足背等部位。

【專家指導意見】

在不影響關節活動情況下，給予熱敷，止痛等對症支援治療；當影響關節活動時，積極就醫，確認診斷，必要時行手術等有創治療。

第六節　四肢關節檢查

【項目介紹】

四肢關節脊柱的檢查方法主要就是透過觀察包括肌肉的張力，關節的活動度，脊柱是不是出現畸形，活動有無受限等來判斷四肢脊柱是否存在疾病。

【前期準備／操作步驟】

檢查前無須特殊準備。檢查時必須去除衣物，暴露軀幹四肢。按照醫生要求主或被動活動。

【臨床表現】

(1) 關節疼痛及壓痛：疼痛在各個關節均可出現，其中以髖、膝及指間關節最為常見。初期為輕度或中度間斷性隱痛，休息後好轉，活動後加重。疼痛常與天氣變化有關，寒冷、潮溼環境均可加重疼痛。骨關節病晚期可以出現持續性疼痛或夜間痛。關節局部可有壓痛，在伴有關節腫脹時尤其明顯。

（2）關節活動受限：常見於髖、膝關節。晨起時關節僵硬及發緊感，俗稱晨僵，活動後可緩解。關節僵硬持續時間一般較短，常為幾至十幾分鐘，極少超過 30 分鐘。患者在疾病中期可出現關節絞鎖，晚期關節活動受限加重。最終導致殘疾。

（3）關節畸形：膝關節因骨贅形成或膝關節積水也可以造成關節腫大。

（4）骨摩擦音（感）：常見於膝關節骨關節病。由於關節軟骨破壞，關節面不平整，活動時，可以出現骨摩擦音（感）。

（5）肌肉萎縮：常見於膝關節骨關節病。關節疼痛和活動能力下降可以導致受累關節周圍肌肉萎縮，關節無力。

【專家健康指導建議】

骨關節炎是退行性骨關節疾病，對於症狀輕的患者，建議患者改變不良的生活及工作習慣、避免長時間跑、跳、蹲，同時減少或避免爬樓梯、爬山等。減輕體重不但可以改善關節功能，而且可減輕關節疼痛。

1．運動治療

（1）低強度有氧運動：採用正確合理的有氧運動方式可以改善關節功能，緩解疼痛。

（2）關節周圍肌肉力量訓練：加強關節周圍肌肉力量，既可改善關節穩定性，又可促進局部血液循環，但應注重關節活動度及平衡（本體感覺）的鍛鍊。常用方法：股四頭肌等長收縮訓練、直腿抬高加強股四頭肌訓練、臀部肌肉訓練、靜蹲訓練、抗阻力訓練等。

（3）關節功能訓練：主要指膝關節在非負重位的屈伸活動，以保持關節最大活動度。常用方法包括：①關節被動活動；②牽拉；③關節助力運動和主動運動。

2．物理治療

主要是透過促進局部血液循環、減輕炎症反應，達到減輕關節疼痛、提升患者滿意度的目的。常用方法包括水療、冷療、熱療、經皮神經電刺激、按摩、針灸等。

3．行動輔助

透過減少受累關節負重來減輕疼痛，患者必要時應在醫生指導下選擇合適的行動輔助器械，如手杖、拐杖、助行器、關節支具等。

4．藥物治療

5．對於保守治療無效的患者或症狀持續性加重者，如影響日常生活的，可行手術治療。

第七節　脊柱的檢查

【臨床表現】

臨床常表現為腰痛，下肢放射性疼痛、麻木、無力，可能表現出脊柱側凸、腰椎活動度減少、肌肉萎縮或肌力下降等。重度椎間盤突出症患者將出現大小便障礙、鞍區感覺異常。典型症狀：腰痛是大多數患者所具有的症狀，常為首發症狀，多數患者先有反覆的腰痛，此後出現腿痛。部分患者腰痛與腿痛同時出現，也有部分患者只有腿痛而無腰痛。

【專家健康指導建議】

該病治療以非手術治療為主，尤其對於症狀較輕，病程較短的患者首選非手術治療（包括生活管理、物理治療、藥物治療等）。對於非手術治療無效的患者，可以根據病情考慮進行脊柱微創技術治療，尤其是經皮脊柱內視鏡治療。而對於部分病情嚴重，無微創技術治理適應症的患者，可以考慮開放手術治療。對於初次發作或症狀較輕、病程較短的患者，休息後症狀可以自行緩解的患者，由於全身疾病，有局部皮膚疾病不能實行手術和不同意手術治療的患者可以採用保守治療。具體治療方案包括：臥床休息，一般嚴格臥床３～４週，腰圍保護、適當下地活動；非類固醇類消炎鎮痛藥物治療；理療、針灸、按摩（專業醫生指導下）、運動治療、醫療體操等。

第八節　骨質密度檢查

【項目介紹】

骨質密度檢查：是診斷骨質疏鬆的一項重要檢查項目。目前臨床常用的骨質密度測量方法有雙能X線吸收檢測法（Dual Energy X-ray Absorptiometry，DXA）、定量電腦斷層照相術（Quantitative Computed Tomography，QCT）、外周 QCT（Peripheral Quantitative Computed Tomography，PQCT）和定量超音波（Quantitative Ultrasound，QUS）等。目前公認的骨質疏鬆症診斷標準是基於 DXA 測量的結果。

【前期準備／操作步驟】

此項檢查前期無須特殊準備。但需將衣物上的金屬異物取下。如果近期接受過鋇餐檢查（通常在診斷胃腸道疾病的消化道造影中使用）或者在進行 CT 檢查時使用過顯影劑，請告知醫生。

定量超音波骨質密度檢查：患者坐好，將手腕平放於機器檢查平臺上，等候醫生操作指令，結束後可收回手臂。

X 線吸收檢測法：患者檢查時平躺於機器檢查床上，按照醫生指示擺好體位，待機器檢測完成後聽到醫生指令後方可下床。

【臨床表現】

骨質疏鬆症初期通常沒有明顯的臨床表

現，因而被稱為「寂靜的疾病」或「靜悄悄的流行病」。但隨著病情進展，骨量不斷丟失，骨微結構破壞，患者會出現骨痛，脊柱變形，甚至發生骨質疏鬆性骨折等後果。部分患者可沒有臨床症狀，僅在發生骨質疏鬆性骨折等嚴重併發症後才被診斷為骨質疏鬆症。

(1) 疼痛：骨質疏鬆患者可出現腰背疼痛或全身骨痛。疼痛通常在翻身時、起坐時及長時間行走後出現，夜間或負重活動時疼痛加重，並可能伴有肌肉痙攣，甚至活動受限。

(2) 脊柱變形：嚴重骨質疏鬆症患者，因椎體壓縮性骨折，可出現身高變矮或駝背等脊柱畸形。多發性胸椎壓縮性骨折可導致胸廓畸形，甚至影響心肺功能；嚴重的腰椎壓縮性骨折可能會導致腹部臟器功能異常，引起便祕、腹痛、腹脹、食慾減低等不適。

(3) 骨折：骨質疏鬆性骨折屬於脆性骨折，通常指在日常生活中收到輕微外力時發生的骨折。骨折發生的常見部位為椎體（胸、腰椎）、髖部（股骨近端）、前臂遠端和肱骨近端；其他部位如肋骨、蹠骨、腓骨、骨盆等亦可發生骨折。骨質疏鬆性骨折發生後，再骨折的風險顯著增加。

(4) 對心理狀態及生活品質的影響：主要的心理異常包括恐懼、焦慮、憂鬱、自信心喪失等。老年患者自主生活能力下降，以及骨折後缺少與外界接觸和交流，均會給患者造成巨大的心理負擔。

【專家健康指導建議】

骨質疏鬆症的防治包括基礎方式及藥物治療。

1．基礎方式

(1) 加強營養，均衡膳食：建議攝入富含鈣、低鹽和適量蛋白質的均衡膳食，建議每日蛋白質攝入量為 0.8 ～ 1.0g/kg，並每天攝入牛奶 300mL 或相當量的奶製品。

(2) 充足日照：建議上午 11:00 到下午 3:00 間，盡可能多地暴露皮膚，於陽光下晒 15 ～ 30 分鐘（取決於日照時間、維度、季節等因素），每週兩次，以促進體內維生素 D 的合成。但需注意避免強烈陽光照射，以防灼傷皮膚。

(3) 規律運動：運動可改善身體敏捷性、力量、姿勢及平衡等，減少跌倒風險。有助於增加骨質密度。適合於骨質疏鬆症患者的運動腫塊負重運動及抗阻運動。

(4) 戒菸。

(5) 戒酒。

(6) 避免過量飲用咖啡。

(7) 避免過量飲用碳酸飲料。

(8) 盡量避免或少用影響骨代謝的藥物。

2．藥物治療

包括鈣劑、維生素 D 及抗骨質疏鬆症藥物等，建議到外科根據具體病情，具體分析給藥治療。

第九節　下肢表淺靜脈檢查

【項目介紹】

下肢表淺靜脈檢查：透過查體以發現原發性下肢靜脈曲張。包括大隱靜脈及小隱靜脈曲張。

下肢靜脈超音波檢查：常用的觀察下肢靜脈功能的檢查項目。

【前期準備及注意事項】

(1) 檢查日下身著裝以容易穿脫的褲子或裙子為宜，建議著三角內褲。

(2) 如著彈力襪建議檢查前脫掉。

【檢查步驟】

(1) 受檢人員下身僅著三角內褲站立於光線良好溫暖室內，暴露下肢，便於醫生觀察。

(2) 詢問受檢人員是否存在下肢沉重、乏力，觀察下肢淺靜脈擴張、迂曲，踝部水腫，足靴區皮膚營養性變化：皮膚色素沉著、皮膚炎溼疹、皮下脂質硬化和潰瘍形成。

【下肢表淺靜脈檢查報告解讀】

(1) 下肢靜脈曲張：一般指單純的大隱靜脈或小隱靜脈曲張（圖 6-9-1）。

(2) 踝部皮膚營養性改變：皮膚萎縮脫屑，搔癢，色素沉著，皮膚和皮下組織硬結，甚至溼疹和潰瘍形成，有時可併發出血及血栓性靜脈炎。

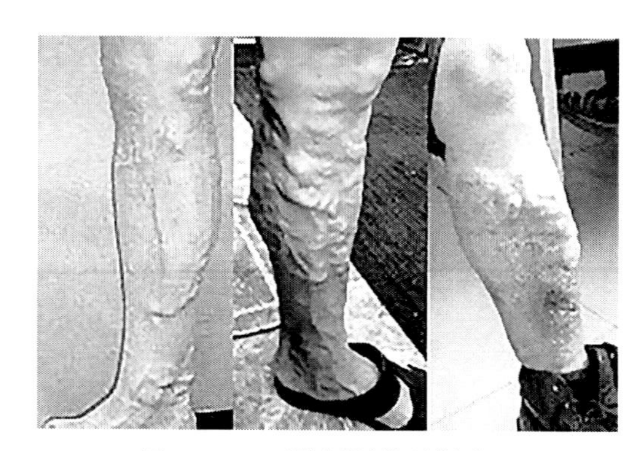

圖 6-9-1　下肢靜脈曲張模式圖

【影響因素和臨床表現】

老年人、肥胖族群、孕婦、持久從事站立工作和體力勞動的族群以及生活習慣不良者易發，有一定的遺傳傾向。

臨床表現下肢沉重、乏力，觀察下肢淺靜脈擴張、迂曲，踝部水腫，足靴區皮膚營養性變化：皮膚色素沉著、皮膚炎溼疹、皮下脂質硬化和潰瘍形成。

大隱靜脈曲張主要分布於下肢內側，並延伸至前面和後面。由於小腿程度與範圍都比大腿嚴重，其分支比主幹更為嚴重。大腿靜脈明顯曲張時，往往提示其主要瓣膜功能不全。小隱靜脈曲張主要分布在小腿後面和下部，並延伸至外側和足背。單純原發性靜脈曲張，又無踝部靜脈瓣膜閉鎖不全，多不發生腫脹；如果有靜脈瓣膜閉鎖不全，也可出現輕度腫脹，其特點是經一天活動後出現，休息一夜後即減輕或消失。

【專家健康指導及意見】

(1) 非手術療法：患肢穿醫用彈力襪或彈力繃帶，借助遠側高而近側低的壓力差，使曲張靜脈處於萎靡狀態，此外還應避免久站久坐，必須間歇性抬高患肢。藥物包括：地奧司明、邁之靈等。非手術療法僅能改善症狀，適用於症狀輕微又不願手術者；妊娠期發病，鑑於分娩後症狀有可能消失，可暫行非手術療法。

(2) 硬化劑注射和壓迫療法：利用硬化劑注入排空的曲張靜脈後引起的炎症反應使之阻塞。也可作為手術的輔助療法，處理殘留的曲張靜脈。硬化劑注入後，局部用紗布卷壓迫自足踝至注射處，近側穿彈力襪或纏繞彈力繃帶，立即開始主動活動。大腿部維持壓迫一週，小腿部 6 週左右，應避免硬化劑滲漏造成組織炎症、壞死或進入深靜脈併發血栓形成。

(3) 手術療法：診斷確認且無禁忌者都可實行手術治療，大隱或小隱靜脈高位結紮及主幹與曲張靜脈剝脫術。已經確定靜脈瓣膜閉鎖不全的，可選擇筋膜外、筋膜下或借助內視鏡做靜脈結紮術。

第十節　肛門檢查

【項目介紹】

肛門檢查介紹：肛門檢查包括肛門視診及肛門指檢。肛門視診就是檢查者透過視診觀察肛門周圍的形態和外觀，局部皮膚有沒有紅腫，有沒有結節，有沒有皮膚贅生物，有沒有瘻管，有沒有破潰。肛門指檢是醫生使用手指，一般是食指插入檢查者肛門內，指檢簡易易行卻又非常重要。

【前期準備及檢查前注意事項】

(1) 不必空腹，無須禁食、灌腸等其他特殊準備。

(2) 患者需排空大、小便，直腸內有大便會影響觀察。

(3) 如有以下情況如肛門嚴重狹窄、肛裂、肛周感染等疾病導致肛門劇烈疼痛、女性月經期及無法配合檢查等禁止肛門指檢。

【檢查步驟】

(1) 向患者說明肛門指診的意義和必要性，取得患者的理解和同意。

(2) 準備好肛門指診所使用的物品，如潤滑油、一次性手套、衛生紙等。

(3) 根據被檢查者的身體情況及檢查的目的要求擺好不同的體位。①左側臥位：被檢查者向左側臥位，左下肢略屈，右下肢屈曲貼近腹部行肛門指檢。②胸膝臥位：被檢查者雙膝跪於檢查床上，頭頸部及胸部墊枕，雙前臂屈曲於胸前，臀部墊高，進行肛門指檢，胸膝臥位是常用的肛門指檢體位，肛門部位顯露清楚，亦是前列腺檢查常用體位。③截石位：患者仰臥於專用的檢查床上，雙下肢抬高並外展，屈髖屈膝，尤其女性必須內診時，常用此體位。④蹲位：取下蹲排大便姿勢，用於檢查內痔，脫肛及直腸息肉等。⑤彎腰前俯位：雙下肢略分開站立，身體前傾，雙手扶於支撐物上，此法是肛門視診常見的體位。首先視診觀察患者肛門周圍有無異常，如肛裂、痔瘡、溼疹、紅腫、血、膿、糞便、黏液、瘻口疣狀物、潰瘍、腫塊及直腸黏膜脫垂等。

(4) 潤滑手指，輕鬆按摩肛門括約肌使其放鬆，然後將食指輕柔地插入患者的肛門內，進行全方位的指診。

【主要疾病介紹】

一、肛裂

【常見誘因】

肛裂常見的誘因包括長時間的便祕或腹瀉、肛門的外傷、肛交或異物自慰、女性的分娩等。炎性腸病、愛滋病、性病（梅毒、衣原體感染等）、腸結核、肛管癌等誘因較少見。

【肛裂報告解讀】

肛裂是肛管皮膚的破裂或撕裂，最常見於肛管的後正中部位，方向大都與肛管的縱軸平行，長 0.5 ～ 1.5cm，呈梭形或橢圓形。

【專家健康指導及意見】

1 · 保守治療

（1）增加膳食纖維和水的攝入，少食或不食辛辣刺激的食物。

（2）局部坐浴，保持清潔衛生。

（3）規律排便，讓患者養成良好的排便習慣，定時排便。

2 · 手術治療

採取手術進行治療的肛裂多屬於藥物等保守治療無效的患者。

二、痔瘡

【痔瘡報告解讀】

痔是最常見的肛腸疾病，由於肛管或直腸下端的靜脈叢充血或瘀血並腫大，繼而形成痔瘡。痔可分為外痔、內痔和混合痔。①內痔：位於齒狀線以上，即直腸下端，一般不會經肛門緣露出，嚴重者脫出。②外痔：位於齒狀線以下，即肛管內，常常在肛門緣可以摸到痔贅，患者會感覺肛周疼痛、腫脹、異物感和搔癢。混合痔：在齒狀線附近，由內、外痔靜脈叢曲張並相互吻合貫通形成，同時具有內、外痔特徵。

【影響因素和臨床表現】

誘發因素：

（1）不良排便習慣：排便用力、長時間排便等。

（2）慢性疾病：長期腹瀉或便祕，慢性心臟病或肝臟疾病。

（3）飲食習慣：低纖維飲食。

（4）妊娠、前列腺增生或盆腔巨大腫瘤，局部感染等因素致直腸靜脈回流障礙而擴張彎曲形成痔。

臨床主要表現為便血，痔塊脫垂，疼痛及搔癢。

（1）內痔主要表現為出血和痔贅脫出，間斷性便後鮮血最為常見，一般無疼痛。血液鮮紅，在排便結束時覆蓋在大便表面，有時會成滴滴下。嚴重者可表現為噴射狀出血。大的內痔可能從肛門脫出，嚴重的必須在排便後將其從肛門手動推回覆位；有的痔贅從肛門脫出沒有及時回縮而卡頓住，則痔的血液供應中斷，稱為絞窄性痔，引起組織壞死甚至感染，伴劇烈疼痛。

(2) 外痔主要表現是肛門不適、持續潮溼不潔，有時搔癢，痔贅外露。如果伴有炎症，則肛周疼痛明顯。有時血液淤積在皮下，形成疼痛的腫塊，稱為血栓痔或凝血痔，這類痔極易出血，且伴有劇痛。

(3) 混合痔為內痔和外痔表現同時存在。混合痔逐漸加重，呈環狀脫出肛門外，稱為環狀痔。脫出痔贅如果不能及時還原到肛門內，則可致絞窄性痔或嵌頓性痔，可能出現水腫、瘀血，甚至壞死，此時經常伴有劇痛。

【專家健康指導及意見】

(1) 保守治療：沒有症狀的痔沒有必要透過藥物或手術治療，以生活習慣改善為主；有症狀的痔重在減輕和消除症狀，而不一定非要根治；痔的治療以非手術治療為主，絞窄性痔、嵌頓性痔發生壞死、II度以上內痔及混合痔可考慮手術治療。

(2) 調整飲食結構、糾正排便習慣和保持良好生活方式：多飲水，多攝入膳食纖維素；限制高脂肪食物和飲酒；規律運動，保持有規律的胃腸蠕動，促進排便；調整不正常的排便習慣，如用力排便、久坐、久蹲，盡量縮短排便時間，排便時間 3 分鐘，每天排便 1 次為好。抬舉重物時盡量避免長時間屏氣；痔瘡發作時，盡量避免長時間坐著或者站著不活動；注意肛周的清潔，避免頻繁摩擦，盡量不使用肥皂等有刺激性或過敏風險的產品；必要時使用溫水坐浴，每天 2 ～ 3 次，水中不需要加肥皂和沐浴液等物質；妊娠期應該側睡，透過降低骨盆血管壓力減輕痔瘡。

(3) 手術治療：保守治療無效時應選擇手術治療。

三、直腸息肉

【直腸息肉報告解讀】

直腸息肉泛指直腸黏膜表面向腸腔突出的隆起性病變。它可分為炎性、增生性、腺瘤性和過誤瘤性息肉。

【影響因素和臨床表現】

直腸息肉常見原因：

(1) 炎症感染。

(2) 遺傳因素。

(3) 肥胖及年齡增加。

(4) 長期食用醃製，油炸食品或肉製品。

(5) 吸菸、酗酒。

臨床表現為便血、脫垂及腸道刺激症狀。無痛性便血是直腸息肉的主要臨床表現。便血特點為大便帶血，而不發生滴血。脫垂息肉較大或數量較多時，由於重力關係牽拉腸黏膜，使其逐漸與肌層分離而向下脫垂。腸蠕動牽拉息肉時，可出現如腹部不適、腹痛、腹瀉、膿血便、裡急後重等腸道刺激症狀。

【專家健康指導及意見】

(1) 養成良好的飲食習慣，多吃新鮮蔬菜和水果，增加膳食纖維的含量，減少有毒有害物質與腸壁接觸的機會和時間，盡量少吃油炸、煙燻和醃製的食品。養成良好的生活習慣，增加體育鍛鍊，從而提升身體免疫力。對於有結直腸息肉家族史及息肉史的族群應定期檢查，以便早期發現息肉並及時處理。

(2) 手術治療：粗蒂或基底較廣的息肉疑有惡變以及較大的息肉距肛門 6 ～ 7cm 者，可在麻醉下經肛門在息肉根部縫紮並切。肛門內視鏡顯微手術（TEM）來切除廣基無蒂的直腸息肉，微創、無皮膚切口，顯露良好、切除精確，可以切除較高部位的直腸息肉，還可以獲取高品質的手術檢體。

四、肛瘻

【影響因素和臨床表現】

常見誘因：

(1) 不良飲食習慣和長期辛辣、油膩飲食可導致便祕或腹瀉，增加了肛周膿腫及肛瘻的發生率。

(2) 不良的生活習慣：久坐、熬夜、嗜菸酒、過度勞累導致肛門內持續高壓，熬夜、勞累可致胃腸道功能紊亂，排便習慣改變，繼而出現肛周疾病，增加肛周膿腫及肛瘻的患病機率。

【肛瘻報告解讀】

肛瘻是肛門直腸瘻的簡稱，是發生在肛門直腸周圍的膿腫潰破或切口引流的後遺病變。

典型的肛瘻就是一根通暢的完整的管道，一頭在肛竇，一頭在肛緣外，或在直腸壁。非典型肛瘻一般只有內口而沒有外口；或雖有內口又有外口，但中間瘻管阻塞；或只有外口，內口找不到；或乾脆就只有一硬結。

肛瘻主要表現為：

(1) 肛瘻外口持續或間斷流出少量膿性、血性、黏液性分泌物。

(2) 分泌物刺激肛周皮膚引起搔癢，少部分患者併發肛周溼疹。

(3) 部分較大的高位肛瘻，因無括約肌限制，其瘻外口可有糞便、氣體排出。

(4) 當瘻外口癒合，瘻管中膿腫形成、引流不暢，患者可感到明顯疼痛，同時可伴發全身感染症狀，切開排膿後症狀緩解。以上症狀反覆發作、難以自癒是肛瘻最主要的臨床特點。

(5) 檢查時可見：肛周乳突狀突起或肉芽組織隆起外口，按壓有少量膿性分泌物溢出。

(6) 肛門指診可在齒狀線附近捫及輕壓痛硬結狀內口，若瘻管位置較低，自外口向肛門方向皮下可觸及條索樣瘻管。

【專家健康指導及意見】

(1) 養成良好的生活習慣，調整生活方式如避免久坐；避免熬夜、勞累；忌吸菸。

(2) 改善飲食結構，不可過度攝入辛辣食物，多食用新鮮瓜果蔬菜；限酒，忌過量飲酒。

(3) 規律排便，便後坐浴保持肛門清潔；防止便祕及腹瀉，避免用力排便。

(4) 肛瘻發作期間需注意休息，避免疲勞；間歇期需注意保持肛周清潔。

(5) 保持健康體重，進行適當的體育運動。

(6) 肛瘻發作初期可用藥液如高錳酸鉀坐浴，中草藥熏洗，外敷抗菌藥膏，症狀加重時需手術治療。

第十一節　前列腺檢查

【項目介紹】

前列腺檢查是透過直腸指診來進行檢查的。這項檢查主要是評估前列腺大小、質地、有無壓痛和結節等，在進行直腸指診的同時，還應檢查肛門括約肌的收縮力。

【前期準備／操作步驟】

在進行直腸指診前，患者應該將膀胱排空，一般在檢查時會採用胸膝位（患者跪臥床上，兩腿稍分開，大腿與床面垂直，胸部和膝部貼在檢查床上），也可採用彎腰站立或側臥位等不同的檢查體位。檢查者在佩戴橡膠手套後，在示指塗上潤滑油後用指腹貼放在肛門表面，等被檢查者的肛門括約肌鬆弛時，指尖下壓，手指緩緩滑入肛門。

【主要疾病介紹】

一、良性前列腺增生

正常前列腺表面光滑，質地柔軟似橡皮，縱徑約 2.5cm，橫徑約 3.5cm，約「栗子」大小。

【良性前列腺增生報告解讀】

報告提示前列腺增生，前列腺體積增大，還必須進一步的檢查，以確定具體病因。檢查項目包括：PSA（前列腺特異性抗原）、尿常規、前列腺彩色都卜勒超音波、尿流率以及尿動力學檢查。

【臨床表現】

前列腺增生症是老年男性常見病。易出現在 50 歲以上的男性族群中。長期梗阻可使膀胱形成小梁，小室，最終可導致腎功能損害。臨床症狀和前列腺大小不是對應關係。臨床上可表現為：

(1) 尿頻、尿急：早期臨床表現為尿頻，尤其夜間排尿次數增多，回診病情進展，可伴尿急、甚至出現急迫性尿失禁。

(2) 排尿梗阻症狀：排尿躊躇、尿線細而無力，排尿中斷，排尿時間延長，終末滴瀝，有排尿不盡感。

(3) 尿瀦留：梗阻達一定程度，排尿不盡，出現膀胱殘餘尿，過多的殘餘尿可使膀胱逼尿肌失去收縮力，發生尿瀦留及充盈性尿失禁。

(4) 其他症狀：合併感染時可出現尿急、尿頻、尿痛膀胱炎症狀，合併泌尿系結石時症狀更加明顯，並可出現血尿，亦可出現無痛性肉眼血尿或鏡下血尿，晚期可出現腎積水和彌漫性腎功能不全。

(5) 部分患者長期增加腹壓排尿時，可出現腹股溝疝、脫肛、痔瘡等。

【專家健康指導建議】

良性前列腺增生藥物治療的短期目標是緩解下尿路症狀；長期治療目標是延緩疾病的臨

床進展，預防併發症發生；其總體目標是在控制藥物不良反應的同時，保持患者較高的生活品質。前列腺增生症有很多治療方式：

（1）觀察

觀察是一種非藥物非手術的治療方式，每年重複監測尿流率、血清 PSA（前列腺特異性抗原，＜ 4.0ng/mL 為正常），直腸指診，超音波及國際前列腺症狀評分（I-PSS）。改善生活方式。包括：①減少前列腺壓迫：避免長期久坐，避免久坐軟沙發、長時間開車、騎自行車等；②避免菸酒、辣椒等刺激性食物；③多休息。

（2）藥物治療

① 5α- 還原酶抑制劑：可使前列腺體積縮小以減輕膀胱出口梗阻現象，使尿液更加流暢。適合體積＞ 30mL 前列腺增生病例。代表藥物有：非那雄胺。

②腎上腺素能 α 受體阻滯劑：主要解決前列腺、膀胱頸處平滑肌張力，以減輕排尿阻力。使尿液更加流暢。代表藥物有：坦洛新、特拉唑嗪，哈樂等。

③植物藥物：前列欣膠囊、癃閉舒，舍尼通等中藥應用。

（3）手術治療

手術治療通常用於患者反覆尿瀦留、反覆血尿，反覆尿失禁、反覆感染、上尿路擴張伴（或不伴）腎功能損害以及經保守或藥物治療後無法緩解的下尿路症狀和殘餘尿增多。最常見的兩種手術方法是經尿道前列腺切除術（TURP）和經尿道前列腺切開術。

①經尿道前列腺切除術：是治療 BPH 的經典術式，應優先考慮。主要適用於治療前列腺體積在 80mL 以下的 BPH 患者。

②經尿道前列腺切開術：適用於前列腺體積在 30mL 以下且無中葉增生的 BPH 患者。

③開放性前列腺摘除術：主要適用於治療前列腺體積大於 80mL 的患者，特別是合併膀胱結石或膀胱憩室需一併手術者。

二、前列腺癌

【前列腺癌報告解讀】

前列腺癌患者的前列腺腺體內會有堅硬如石的不規則結節，並且腺體邊緣輪廓消失。

前列腺彩色都卜勒超音波提示前列腺外周區低回音病變。血清總 PSA（前列腺特異抗原，tPSA）升高（tPSA ＜ 4.0ng/mL 為正常）＞ 4.0ng/mL。tPSA 介 於 4 ～ 10ng/mL 時，游離 PSA（fPSA）數值與前列腺癌發生率負相關，建議 fPSA/tPSA ＞ 0.16ng/mL 為正常參考值。必須進一步檢查：前列腺 MRI，核素檢查，前列腺穿刺活檢等，以確定前列腺癌的診斷及分級、分期。

【臨床表現】

前列腺癌在歐美男性的惡性腫瘤中排第一位，亞洲國家發病率雖低於歐美國家，但上升趨勢明顯。前列腺癌患者多為老年男性，好發年齡為 75 ～ 79 歲，50 歲以下男性少見。

早期前列腺癌常無症狀，常在直腸指診、前列腺彩色都卜勒超音波或者前列腺手術檢體中偶然發現。當前列腺癌增大阻塞尿道時，可引起尿急、尿頻、尿流中斷、排尿不盡、排尿困難、尿瀦留等。但血尿不常見。晚期可出現腰骶部、腿部疼痛；直腸受累者可表現為排便不暢或腸梗阻；轉移性病變時常有下肢水腫、淋巴結腫大、貧血、骨痛、病理性骨折、截癱等。

【專家健康指導建議】

前列腺癌治療的目標是延緩疾病的臨床進展，保持患者較高的生活品質。前列腺癌的治療方案選擇應根據臨床分期、患者年齡、全身狀況、預期壽命等綜合考慮。

(1) 根治性前列腺切除術：手術方式包括開放手術、腹腔鏡手術，機器人輔助手術。

(2) 放射治療：早期前列腺癌單純放射治療療效和根治性手術切除相同，建議近距離放射治療（永久放射粒子種植治療）。

(3) 內分泌治療：包括去勢治療和抗雄荷爾蒙治療。

(4) 全身化療：如 PSA 快速升高，雖無症狀但病變廣泛，或有症狀的轉移，內臟轉移，伴貧血時可化療。

(5) 伴有骨轉移的前列腺癌的治療目的主要是緩解骨痛、預防和降低骨性相關事件（病理性骨折，脊髓壓迫，高鈣血症等）的發生率，提升生活品質，提升生存率。

第七章　婦科檢查

第一節　項目介紹

【項目介紹】

(1) 婦科檢查：也稱為盆腔檢查，是指透過陰道窺器檢查及內診或三合診對外陰、陰道、宮頸、宮體及雙側附件進行檢查。無性生活史者，可以行直腸－腹部診。

(2) 陰道分泌物常規檢查：為常用的婦科檢查項目，包括清潔度、真菌、滴蟲、BV 等，主要用來判斷女性白帶是否異常。

(3) 婦科細胞病理檢查（一般是指 TCT）：是以細胞形態學的變化來評估宮頸細胞病變的發生發展，是篩檢子宮頸癌及癌前病變最常用的方法。目前準確性及檢出率比較高，結果的分析系統也較完善。但此檢查只是作為一項篩檢方法，不能作為宮頸疾病的確定診斷。

(4) 人乳頭瘤病毒（HPV）檢測：人乳頭瘤病毒是一種 DNA 病毒，主要感染生殖系統上皮細胞，目前研究認為，持續的高度危險險型人乳頭瘤病毒感染，是引起子宮頸癌及癌前病變的首要因素。根據致病性將 HPV 分為高度危險險型和低度危險險型。

(5) 婦科超音波檢查：為婦科輔助檢查的首選及必不可少的篩檢手段，可以對子宮及卵巢的大小、位置、形態、內部結構及與周圍的關係進行檢測，並判斷盆腔是否有腫塊，腫塊的形態、大小、內部結構等。檢查途徑包括經腹、經陰道、經直腸。

【前期準備及檢查前注意事項】

(1) 檢查前 72 小時避免性生活。

(2) 檢查前 72 小時不要沖洗陰道或陰道上藥，也不要做陰道內診。

(3) 如有炎症先治療，然後再做婦科細胞病理及人乳頭瘤病毒檢查，以免影響診斷結果。

(4) 檢查最好安排在非月經期進行。

(5) 經腹部超音波檢查是透過充盈的膀胱來觀察子宮及雙側附件區的情況，因此檢查前必須飲水，待膀胱充分充盈後才能進行。

【檢查步驟】

(1) 有性生活的受檢者如行婦科檢查，應先排空膀胱，如大便充盈也應排便後再檢查。如體檢項目中包括尿液檢查，建議可先行尿液檢查後再行婦科檢查，避免體液汙染尿液檢體；無性生活女性不行此項檢查。

(2) 檢查前應更換一次性臀墊，避免交叉感染。

(3) 檢查時採用截石位，受檢者平躺於檢查床上，臀部放於檢查床邊緣，頭部抬高，兩手平放於身旁，目的在於檢查陰道、宮頸、宮體、輸卵管、卵巢、宮旁結締組織以及骨盆內壁有無異常。

(4) 已婚者可行經陰道超音波檢查；未婚

女性可選擇行經直腸超音波檢查或充盈膀胱後經腹部超音波檢查。

【檢查後的注意事項】

（1）進行婦科相關檢查後部分女性可能有不適感，休息後會消失。

（2）婦科細胞病理或 HPV 檢測後可能會有少許出血，此種出血一般 1 ～ 2 天後就會自止。偶爾出血增多或淋漓不盡，出現腹痛、分泌物異味，可能是發生了感染，必須及時到醫院就診。

第二節　主要疾病介紹

一、陰道炎

外陰及陰道炎症是婦科最常見疾病，不同年齡階段的女性均有可能患此類疾病。常見的陰道炎包括念珠菌性陰道炎、細菌性陰道病和滴蟲性陰道炎等。

【念珠菌性陰道炎報告解讀】

受檢者陰道分泌物報告提示真菌（+）；婦科檢查發現外陰、陰道黏膜紅腫、糜爛、淺表潰瘍，嚴重時可因搔癢出現外陰抓痕、表皮脫落，陰道分泌物白色稠厚，為豆渣樣或凝乳狀。

（一）念珠菌性陰道炎

【影響因素和臨床表現】

本病的病原體為假絲酵母菌，是一種條件致病菌，酸性環境下容易生長繁殖，平時寄生在陰道、腸道、口腔內。常因大劑量使用雌激素、廣譜抗生素、免疫抑制劑、妊娠或血糖控制不好的糖尿病、穿緊身化纖內褲或過於肥胖導致局部溫度、溼度增加等致病。

受檢者自身主要表現為外陰搔癢、灼痛及白帶增多，部分可伴有尿頻、尿痛及性交痛等。

【專家健康指導建議】

(1) 念珠菌性陰道炎，是一種常見外陰陰道炎症。

(2) 患有念珠菌性陰道炎者，首先應積極查找並消除誘因，例如控制血糖、避免不合理使用抗生素、保持外陰陰道清潔、注意對日常使用的衛生棉或者棉條的選擇及保存（建議隨買隨用，不建議長期儲存）、內褲要單獨清洗並進行陽光下晾曬，並同時使用局部抗真菌藥物治療，如局部治療效果差，或未婚、反覆發作者也可全身用藥，受檢者性伴侶除特殊情況一般無須常規用藥，復發性念珠菌性陰道炎（一年發作四次以上）可根據培養及藥敏進行強化治療與鞏固治療。

(二) 滴蟲性陰道炎

【影響因素和臨床表現】

本病病原體為陰道毛滴蟲，以性接觸為主要傳播方式，也可間接傳播。滴蟲性陰道炎常於月經前後發作，容易同時合併細菌性陰道病。

受檢者主要表現為陰道分泌物增多、有異味，外陰癢，也可出現灼熱、性交痛等。

【滴蟲性陰道炎報告解讀】

受檢者的陰道分泌物提示滴蟲(+)；婦科檢查發現陰道分泌物為稀薄膿性、泡沫狀、有異味，陰道黏膜充血，嚴重時有散在出血點，甚至宮頸可見出血點，形成典型的「草莓樣」改變。

【專家健康指導建議】

(1) 為了防止外源性病原體的入侵，要避免不潔性生活；在使用公共浴池、浴盆、游泳池、馬桶、浴巾等時需更加注意衛生情況。陰道毛滴蟲可以吞噬精子，其不僅寄生於陰道，還常侵入尿道、膀胱，甚至腎盂，故治療滴蟲感染不單為陰道用藥，必須全身用藥。

(2) 為避免重複感染，對內褲、毛巾等密切接觸的用品應高溫消毒；性伴侶應同時進行治療，並在治療期間避免性行為。

(三) 細菌性陰道病

【細菌性陰道病報告解讀】

受檢者陰道分泌物常規提示線索細胞 (+)，pH 值大於 4.5；婦科檢查可見到呈灰白色、稀薄、均勻一致的陰道分泌物黏附在陰道壁上。如將陰道分泌物加入 10% 氫氧化鉀溶液 1 至 2 滴，可以產生爛魚肉樣腥臭氣味。

【影響因素和臨床表現】

陰道並不是無菌的，正常情況下女性的陰道內存在很多微生物，它們之間形成了一個動態的平衡系統。因頻繁性交、反覆陰道灌洗等因素破壞，導致陰道微生態失衡，從而使其他微生物大量繁殖，如加德納菌、厭氧菌、人型支原體等，引發細菌性陰道病。

受檢者主要表現為分泌物稀薄，量增多，帶有魚腥臭味，可以有輕度外陰搔癢或燒灼感，性交後症狀加重。

【專家健康指導建議】

細菌性陰道病治療可選用抗厭氧菌藥物，對於復發者，除了可選擇與初次治療不同的抗厭氧菌藥物以外，也可試用陰道乳酸桿菌製劑幫助恢復並重建陰道的微生態平衡。如不積極治療，細菌性陰道病可能導致子宮內膜炎、盆腔炎性疾病等。

二、宮頸炎

子宮頸是女性的一道重要防線，阻擋著各種致病因素對內生殖器的侵襲。而宮頸黏膜本身卻較容易受到病原體的感染導致炎症。宮頸炎可分為急性和慢性兩種。

（一）急性宮頸炎

【影響因素和臨床表現】

急性宮頸炎是指子宮頸發生的急性炎症，它可由多種病原體感染（多為結膜炎衣原體或淋病奈瑟菌）引起，也可以由於一些化學藥物刺激或手術等造成的機械性子宮頸損傷、異物導致感染等所致。

受檢者有些並沒有明顯症狀，有些可有陰道分泌物增多，並引起外陰痛癢或不適，也可有同房後出血，經間期出血的表現，也可以因合併泌尿道感染而出現尿急、尿痛及排尿困難等症狀。

【專家健康指導建議】

（1）受檢者應進一步進行結膜炎衣原體和淋病奈瑟菌、細菌性陰道病及陰道毛滴蟲病的檢查，因急性宮頸炎有可能是上生殖系統感染（子宮內膜炎）的徵兆，故也應進行盆腔炎體徵

【急性宮頸炎報告解讀】

受檢者婦科檢查可發現子宮頸充血、水腫，子宮頸管外口見到膿性或黏液膿性分泌物，擦拭子宮頸時，容易誘發子宮頸出血。行宮頸管分泌物或陰道分泌物檢查示白血球明顯增多。

評估檢查，如有這些疾病要針對其進行治療。

(2) 如未行病原體檢測，對於有性傳播疾病高度危險險因子的受檢者可採用經驗性抗生素治療。對於有衣原體或淋病奈瑟菌感染的受檢者，為了避免再次感染，對於性伴侶應進行積極檢查及治療，並在治療期間禁止性生活。

(二) 慢性宮頸炎

【影響因素和臨床表現】

慢性宮頸炎為急性宮頸炎遷延而來，也可為病原體持續感染所致，其病原體與急性宮頸炎相同。

受檢者一般沒有症狀，有些可有陰道分泌物增多，刺激外陰引起痛癢或不適；部分受檢者也可有腰骶部墜痛等症狀。

【專家健康指導建議】

子宮頸如有感染，不易徹底清除。子宮頸裂傷或外翻，雌激素的刺激，盆腔充血等原因可以引起子宮頸分泌物過多。當月經量過多或經期延長時，子宮頸長期受其刺激也可發生炎症。因此平時應做到：

(1) 注意個人衛生，建立安全的性行為，以避免生殖系統感染及感染性傳播疾病等。

(2) 積極治療月經失調。

(3) 及時、有效地採取避孕措施，以減少人為造成創傷和感染的機會。

【慢性宮頸炎報告解讀】

婦科檢查可見多種體徵，如宮頸肥大、糜爛、納囊或宮頸息肉，具體表現及解讀如下：

慢性子宮頸管黏膜炎：婦科檢查時可見黃色分泌物覆蓋子宮頸口，或從子宮頸口流出，宮頸糜爛樣改變的同時伴有子宮頸充血、水腫、膿性分泌物，可有接觸性出血。

宮頸息肉：為慢性宮頸炎的常見表現。婦科檢查見表面光滑、常有蒂與頸管內膜相連的宮頸贅生物，一般為幾公釐到幾公分大小。

宮頸肥大：婦科檢查時見宮頸呈不同程度的肥大，硬度增加，但目前無統一標準，一般為經驗性診斷。

兩種特殊類型：

宮頸柱狀上皮異位：既往也稱「宮頸糜爛」，並把「宮頸糜爛」等同於宮頸炎，其實，隨著醫學科學的進步，目前認為此表現實際上是一種生理情況，現稱之為：宮頸柱狀上皮外移。在青春期、生育期由於受雌激素分泌的影響，宮頸鱗狀上皮和柱狀上皮交界的部位外移，局部就呈現了糜爛樣改變，停經後，女性雌激素數值下降，柱狀上皮又退回宮頸管內，「糜爛面」就看不到了。但柱狀上皮異位和子宮頸上皮內瘤變及早期子子宮頸癌都可使子宮頸呈糜爛樣改變，僅以肉眼無法判斷。因此對於子宮頸糜爛樣改變者就需進行婦科細胞病理檢查和（或） HPV 檢測，必要時行陰道鏡下宮頸活檢來除外病變的存在。

子宮頸腺囊腫：也多是生理性改變，表淺的子宮頸腺囊腫婦科檢查時看到子宮頸表面突出的青白色小囊泡。一般是子宮頸轉化區內鱗狀上皮取代柱狀上皮過程中，腺體分泌物引流受阻，或子宮頸局部損傷、慢性炎症使腺管口堵塞而形成的。子宮頸腺囊腫一般不需處理，但也應與子宮頸腺癌鑑別。

(4) 避免隨意陰道沖洗及上藥，以防破壞陰道自淨功能。

對於有症狀的慢性宮頸炎受檢者，必須根據不同病因採用不同的治療方法。如發現宮頸息肉，建議手術摘除，以免發生惡變。摘除後需送病理檢查。另外，已婚女性定期進行宮頸防癌篩檢，有助於早期發現和早期診斷宮頸病變。

三、子宮頸癌篩檢

子宮頸癌是常見的婦科惡性腫瘤之一，嚴重威脅女性的健康。目前醫學研究已確認子宮頸癌的主要病因為高度危險險型HPV持續感染。

目前子宮頸癌常規篩檢方法主要有兩個：宮頸脫落細胞學檢查和 HPV 的檢測。但不管是哪種檢查，都只是作為一項篩檢，受一些條件影響，化驗檢查可能會有假陰性或者假陽性，不能作為疾病的確定診斷。取得結果後應及時去醫院就診，專業的醫生會根據個人具體情況（如年齡、臨床表現、是否妊娠、檢體採集、細胞學檢查等）來進行個體化處理，不能一概而論。

下面簡單地為大家解釋一下檢查結果：

（一）液基薄層細胞學檢查（TCT）（根據 TBS 分期）

1．未見上皮內病變及惡性病變

建議：定期進行檢查即可。

【子宮頸癌篩檢報告解讀】

解讀：即婦科細胞病理檢查沒有發現病變，不需要特殊處理。

解讀 (1)：此結論並不是宮頸炎的確定診斷，宮頸炎的確診還必須結合婦科檢查、白帶常規及臨床症狀。由於婦科細胞病理檢查是為了看宮頸脫落細胞有沒有病變，如果炎性背景太嚴重，有可能會影響觀察的視野，以致影響宮頸脫落細胞的最終診斷。

解讀 (2)：表示有滴蟲、真菌、細菌等病原體感染。

（1）宮頸輕度／中度／重度炎症。

建議：治療後複查。

（2）真菌、滴蟲感染、細菌過度繁殖等。

建議：門診就診行白帶常規檢查，然後根據檢查結果進行治療。

2．非典型鱗狀上皮細胞

ASC-US 解讀：是指有宮頸細胞發生了一些變化，但這些變化不能確認診斷，有異常的風險。

（1）細胞學結論為 ASC-US（不能確認診斷意義的非典型鱗狀上皮細胞）。

建議：一般建議進行 HPV 檢查。如果高度危險險 HPV 陽性，做陰道鏡活檢；如果高度危險險型HPV陰性，可以6～12個月複查。如仍有 ASC-US 或嚴重於 ASC-US 的結論，建議陰道鏡檢查。如果無條件行 HPV 分型或檢測時建議行陰道鏡檢查。

ASC-H 解讀：表示傾向於有癌前病變。若發現一些不能確認意義進行診斷的細胞，但這些細胞的改變具有癌前病變的特徵，不能除外病變可能，必須加以重視。

（2）ASC-H（非典型鱗狀上皮細胞不排除高度鱗狀上皮內病變）。

建議：不論是否有高度危險險型 HPV 感染，均建議進行陰道鏡＋宮頸活檢。

LSIL 解讀：表示宮頸有異常細胞，可能會存在低級別的子宮頸癌前病變，必須進一步檢查。

（3）LSIL（低級別鱗狀上皮內病變）。

建議：不論是否有高度危險險型 HPV 感染，均建議進行陰道鏡＋宮頸活檢。

HSIL 解讀：表示有可疑的高級別的癌前病變，程度要超過 LSIL。必須儘快確診＋治療，避免病情進展。

（4）HSIL（高級別鱗狀上皮內病變）。

建議：不論是否有高度危險險型 HPV 感染，儘快行陰道鏡＋宮頸活檢確認診斷，必要時行診斷性錐切。

解讀：表示腺上皮病變可能，包括宮頸來源和宮腔來源等。

（5）AGC，非典型腺細胞。

建議：行 HPV 檢查，超音波檢查子宮內膜，並儘快行陰道鏡檢查 + 宮頸活檢 + 宮頸管搔刮術以確認診斷，如大於 35 歲或有子宮內膜瘤變風險者建議子宮內膜取樣，如果細胞學報告為考慮子宮內膜來源的非典型腺細胞，可先行診斷性刮宮或宮腔鏡檢查排除內膜病變，如無異常再行陰道鏡檢查。

(6) 鱗狀細胞癌、腺癌。

建議：儘快行陰道鏡 + 宮頸活檢。

解讀：高度可疑子宮頸癌。

(二) HPV 檢測

研究認為，持續的高度危險險型 HPV 感染，是子宮頸癌及癌前病變的首要因素。如果 HPV 檢測呈陽性，不用過於緊張，當然也不能置之不理。一般高度危險險型的 HPV 持續感染，才會導致宮頸病變發生發展甚至進展為子宮頸癌。

目前HPV檢測結果陽性族群的分流管理如下：

(1) 行 HPV16、18 分型檢測，若 HPV16 或 18 陽性，直接建議進行陰道鏡檢查、宮頸活檢。

(2) 如果其他高度危險險型別檢查陽性，則使用細胞學篩檢來進行分流，檢測結果為 ASC-US 及以上時，直接行陰道鏡檢查；如果細胞學檢查結果正常則在一年後隨訪，複查細胞學及 HPV 檢測。

【HPV 檢測報告解讀】

(1) 陰性：說明目前未被 HPV 感染，建議以後定期進行檢查。

(2) HPV 低度危險險型陽性：包括 6、11、42、43、44、81 型等，主要引起尖銳溼疣和低級別宮頸上皮內瘤變（CIN-1）。

(3) HPV 高度危險險型陽性：包　括 16、18、31、33、35、39、45、51、52、53、56、58、59、66、68、73、82 型，持續同種高度危險險型感染，可引起子宮頸癌變。高度危險險型 HPV 陽性，尤其是 16、18 亞型，應採取積極的治療方式，需進行陰道鏡檢查，早期病變進行治療可避免子宮頸癌的發生發展。

(3) 如未分型方法檢測 HPV 陽性，同樣使用細胞學篩檢進行分流，檢測結果為 ASC-US 及以上時，直接行陰道鏡檢查；如果細胞學檢查結果正常則在一年後隨訪，複查細胞學及 HPV 檢測。

【影響因素和臨床表現】

受檢者一般無特殊的自覺症狀。偶有陰道排液增多，伴或不伴異味。也可在性生活或婦科檢查後發生接觸性出血。

在進行 TCT 及 HPV 檢查時，有些情況可能影響檢測結果或造成假陰性。

【專家健康指導建議】

(1) 雖然子宮頸癌的發病率較高、危害性較大，但是經過定期檢查、早期發現、早期治療、避免高度危險險因子、注意改善不良的生活習慣等，還是可以預防的。

(2) 子宮頸癌從宮頸感染 HPV 到真正發生癌變，這個過程可以歷經數年甚至二十餘年，在這個發展過程中大多數受檢者無特殊症狀，如果等出現症狀才去檢查，有可能病情已經進展，錯過了最佳治療機會。因此，定期篩檢，早期治療，積極預防非常重要。

可以採取的預防措施如下：

(1) 建立安全的性行為，長期並且正確使用避孕套，減少性伴侶數、推遲首次性行為年齡，這些都可以預防 HPV 感染。

（2）預防和早期治療生殖系統感染及性傳播疾病，可以改善陰道環境，減少 HPV 感染髮生的危險。

（3）戒菸。吸菸會降低身體的免疫功能，增加 HPV 感染率。

（4）有性生活的女性建議定期體檢進行子宮頸癌篩檢。

（5）接種子宮頸癌疫苗。但 HPV 疫苗並不能涵蓋所有的高度危險險型 HPV，並且一些少見的病理類型的子宮頸癌與 HPV 感染並無關係，接種後切記仍需定期進行子宮頸癌篩檢。

四、慢性盆腔炎

盆腔炎是指女性上生殖系統感染性疾病，包括子宮內膜炎、輸卵管炎、輸卵管卵巢膿腫、盆腔腹膜炎等。為多種病原體感染所致。

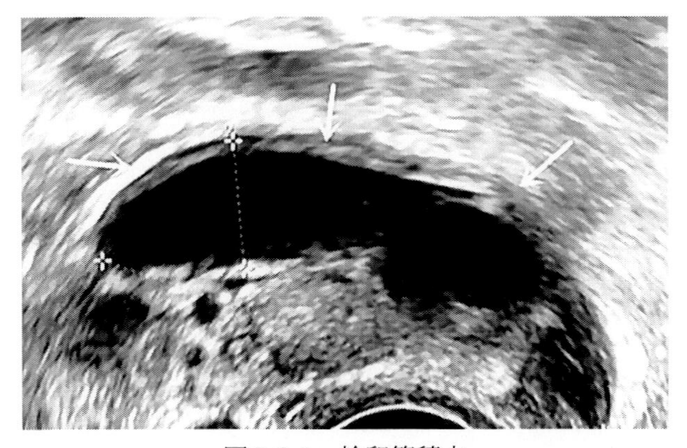

圖 7-2-1　輸卵管積水

【慢性盆腔炎報告解讀】

婦科檢查：子宮可呈後傾後屈，活動受限或黏連固定，宮骶韌帶增粗、變硬、有觸痛，附件區增厚、壓痛，膿腫形成時可在盆腔一側或兩側觸及囊性腫塊，活動多數受限。

超音波檢查：可見輸卵管積水、輸卵管卵巢膿腫、附件炎性腫塊等表現。輸卵管積水表現為一側或雙側附件區出現迂曲臘腸樣，囊壁薄，光滑，邊緣清晰的囊性暗區，與同側卵巢有明顯界限（圖 7-2-1）。

【影響因素和臨床表現】

盆腔炎性疾病的病原體有外源性和內源性兩個來源，可單獨存在，但經常是混合感染，外源性感染的病原體多為衣原體、淋病奈瑟菌、支原體，內源性病原體為寄居於陰道內的微生物群，包括需氧菌及厭氧菌。

導致盆腔炎發生的高度危險險因子主要包括：年齡、性活動、下生殖系統感染、子宮腔內手術操作、不良性生活、鄰近器官炎症直接蔓延、盆腔炎性疾病反覆急性發作等。

受檢者經常表現為白帶增多，長期感到下腹或腰骶部脹痛，當卵巢功能損害時可有月經失調，輸卵管黏連、堵塞導致不孕或輸卵管妊娠，盆腔炎反覆發作等情況。

【專家健康指導建議】

女性生殖系統有自身的防禦系統，當這個防禦系統功能遭到破壞，或身體免疫功能降低、外源性病原體入侵時均可導致炎症發生。急性盆腔炎必須及時治療，使用正確、合理的抗生素進行積極的治療，必要時需手術治療。慢性盆腔炎需根據不同情況採取不同的治療方法。因盆腔炎長期困擾女性，嚴重影響婦女的健康，需要日常生活中做好一些防護措施來積極預防，如：

(1) 注意個人衛生，勤換洗內褲，保持會陰部清潔、乾燥，不穿不透氣的緊身褲。

(2) 建立安全衛生的性行為，減少下生殖系統感染及性傳播疾病發生，一旦發生疾病積極治療。

(3) 婦科手術操作可能造成生殖系統損傷，導致盆腔感染，避免不必要的檢查和操作，做好避孕工作，盡量減少人工流產術帶來的創傷。

(4) 月經期、人流等婦科手術後注意保健，這些情況下一定要禁止性生活，禁止游泳、盆浴，勤換衛生棉，避免因身體抵抗力下降導致致病菌乘虛而入。

(5) 保持良好心態及生活習慣，充足睡眠、鍛鍊身體、合理飲食。

(6) 避免經常久坐不動。

(7) 積極規範地治療盆腔炎性疾病，防止後遺症發生。

五、子宮肌瘤

子宮肌瘤是常見的女性生殖器良性腫瘤。多見於 30 ～ 50 歲女性，30 歲以上的婦女的發病率為 20%。

根據子宮肌瘤與子宮肌壁的關係可分為四類：肌壁間肌瘤、漿膜下肌瘤、黏膜下肌瘤、闊韌帶肌瘤，其中以肌壁間肌瘤最常見。

【子宮肌瘤報告解讀】

婦科檢查：子宮增大。根據子宮肌瘤大小不同，子宮會有不同程度的增大。如果子宮肌瘤小於 3cm，婦科檢查子宮也可顯示正常大小。

超音波表現：常見子宮增大、子宮形態不規則，一般超音波下的瘤體回音常見有以下 3 種。

(1) 低回音結節：最為常見，瘤體回音比子宮回音弱（圖 7-2-2）。

(2) 中高回音結節：與子宮回音相同或注射顯影劑。直徑＜ 1cm 的黏膜下肌瘤常表現為中高回音，不易與內膜息肉區別。

(3) 混合回音結節：肌瘤回音不均質，可見大小不等的低回音、中等回音及稍強回音團混合，其後方回音衰減。

超音波下有時可見肌瘤發生玻璃樣變、囊性病變、紅色樣變、脂肪樣變、肉瘤變和鈣化等變性改變。其中體檢時發現肌瘤鈣化較常見，尤以老年女性多見。

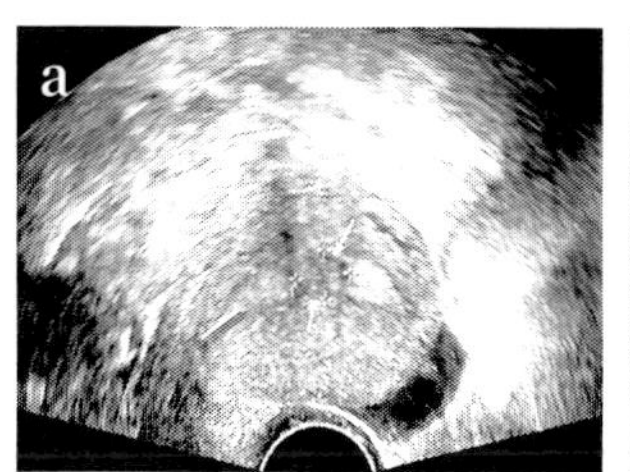

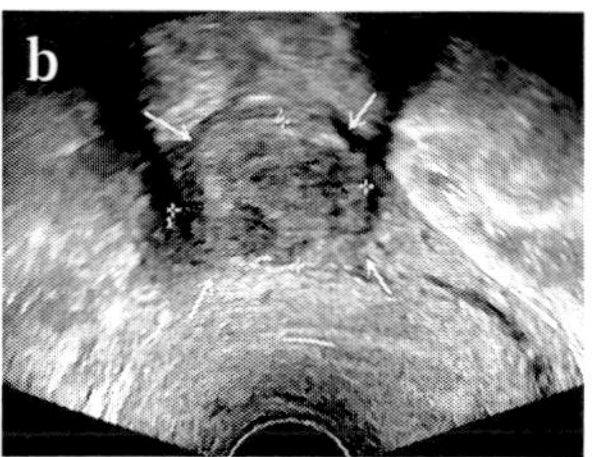

圖 7-2-2　a. 黏膜下子宮肌瘤； b. 漿膜下子宮肌瘤

【影響因素和臨床表現】

子宮肌瘤主要與肥胖、流產、未生育、晚育、攝入外源性雌激素及不良的心理狀態等多種因素有關，此外年齡大於 40 歲、子宮肌瘤家族史也是其發病的高度危險險因子。

子宮肌瘤多無明顯症狀，其症狀出現與肌瘤的部位、生長速度及肌瘤變性有密切關係。主要表現為月經增多、經期延長、淋漓出血及月經週期縮短，嚴重時可發生繼發性貧血。也可出現陰道分泌物增多或陰道排液。肌瘤較大時可能捫及腹部腫塊，清晨膀胱充盈時更明顯。肌瘤較大時也可壓迫膀胱、直腸或輸尿管等出現相應的壓迫症狀。黏膜下肌瘤可引起痛經，經量增多；漿膜下肌瘤蒂扭轉可出現急腹痛。子宮肌瘤可影響宮腔形態，阻塞輸卵管開口或壓迫輸卵管使之扭曲變形等均可能導致不孕。

【專家健康指導建議】

（1）子宮肌瘤極少發生惡變，其惡變率一般 <0.5%。無症狀的子宮肌瘤患者一般不需要

治療，每 3 ～ 6 個月隨訪一次。

(2) 若肌瘤明顯增大或出現症狀時可考慮相應的處理，包括藥物治療和手術治療。子宮肌瘤患者準備妊娠時，若肌瘤直徑 >4cm 建議剔除，停經後未行荷爾蒙補充治療，但肌瘤仍生長也建議手術治療。具體情況可諮詢婦科醫生。

(3) 平時要合理飲食，控制體重，加強鍛鍊，改善體質。盡量多吃蔬菜水果，減少外源性類激素的攝入，避免食用激素飼養的禽、畜及其肉、蛋；勿濫用各種藥物或激素類減肥、豐乳、護膚等美容保健品；避免多次流產。調節自身情緒，保持豁達開朗的心態；不能過度勞累；改善自己的衛生習慣，保持外陰清潔，經期禁房事，定期體檢。

六、子宮內膜異位症和子宮腺肌症

子宮內膜異位症（內膜異位症）和子宮腺肌症是育齡女性最常見的疾病之一，是指具有生長功能的子宮內膜組織（腺體和間質），出現在子宮腔被覆內膜以外的其他部位時，稱為子宮內膜異位症。子宮腺肌症是指有活性的子宮內膜腺體和間質存在於子宮肌層中。兩者可獨立存在，也可同時並存。

【子宮腺肌症報告解讀】

受檢者行婦科檢查時可在陰道後穹窿捫及觸痛的結節，宮頸或可見紫藍結節，子宮可正常或增大，質硬，有壓痛，子宮後壁下段或盆腔可捫及觸痛結節，一側或雙側附件觸腫塊，活動度差，有輕壓痛。

超音波表現：超音波檢查對卵巢子宮內膜異位囊腫和子宮腺肌症有診斷價值，子宮腺肌症超音波常見子宮均勻增大，宮腔線前移或後移。肌層回音不均勻，病灶呈低回音，邊界無包膜。由於肌束交錯分布，產生典型的柵欄樣聲影。有時結節狀病灶向子宮表面隆起，似有包膜其間呈稍高回音，酷似子宮肌瘤，在聲像圖上，不易與子宮肌瘤區別（圖 7-2-3）。

子宮內膜異位囊腫的超音波表現詳見十（三）卵巢子宮內膜異位囊腫。

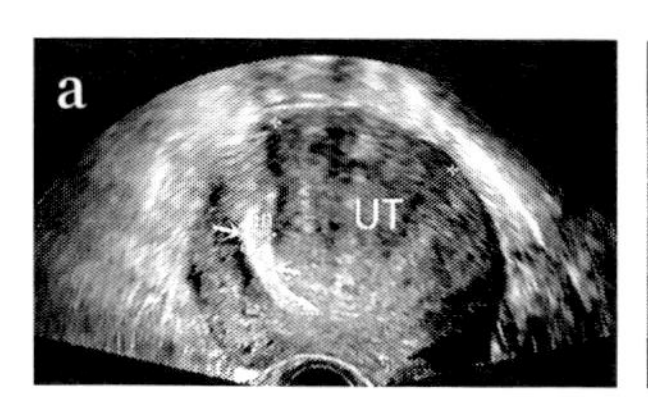

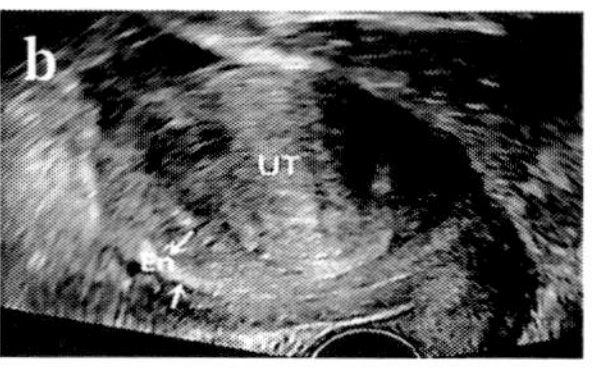

圖 7-2-3　子宮腺肌症

【影響因素和臨床表現】

內膜異位症是激素依賴性疾病，與遺傳、免疫、炎症及在位內膜的特異性等因素有關。生育少、生育晚的女性是此病的高度危險險群。停經後或切除雙側卵巢後，異位內膜組織可逐漸萎縮吸收；妊娠或使用性激素抑制劑抑制卵巢功能，可暫時阻止此病的發展。

該病臨床雖是良性，但確有增生、浸潤、轉移及復發等惡性行為，部分患者無症狀。典型的症狀表現為繼發性、週期性、進行性痛經，慢性盆腔痛、性交痛，如果子宮內膜異位囊腫破裂會出現急腹痛；此外會有月經量增多、經期延長或月經淋漓不盡等症狀；部分內膜異位症患者會有不孕。具有生長種植性的異位子宮內膜可能侵犯全身多臟器，從而出現相應的症狀。

【專家健康指導建議】

(1) 子宮腺肌症及子宮內膜異位症者，有時血清 CA-125 會升高，其升高多見於中重度內膜異位症。但 CA-125 的特異性和敏感性均局限，且與多種疾病有交叉陽性反應，因此不能單獨用於診斷或鑑別診斷。

(2) 目前該病尚無根治的有效藥物，可根據患者病情的不同程度採取以下對策：如果無症狀、無生育要求可觀察，定期 3 ～ 6 個月行婦科及超音波檢查。症狀較輕者，可止痛對症治療。症狀嚴重者如慢性盆腔疼痛或痛經明顯伴附件囊腫 >4cm，又無生育要求或藥物治療無效，可採用全子宮切除術。

(3) 宮內放置曼月樂環也可以改善子宮腺肌症引起的月經量多和痛經。

該病重症者可影響生活品質，必須積極預防，可採取以下預防對策：

(1) 經期避免不必要的婦科檢查及子宮診治，防止經血逆流。

(2) 採取有效的避孕方法，避免人工流產帶來的傷害；口服避孕藥的避孕方法可抑制排卵、促使子宮內膜萎縮，降低內膜異位症的發病風險。

(3) 提倡自然分娩；盡量避免多次的宮腔手術操作等以避免醫源性種植。

(4) 注意經期衛生，經期禁止性生活。

七、子宮內膜息肉

【子宮內膜息肉報告解讀】

婦科檢查：多無異常表現，大多都在體檢婦科超音波時發現。

超音波表現：在子宮內膜間可見單個或多個中高回音，呈橢圓形或水滴狀，多＜1cm。伴子宮內膜增厚者，息肉常被增厚的內膜覆蓋不易分辨，不典型和多發的息肉可表現為宮腔雜亂，內膜回音不均，有時較難與子宮內膜癌區別（圖 7-2-4）。

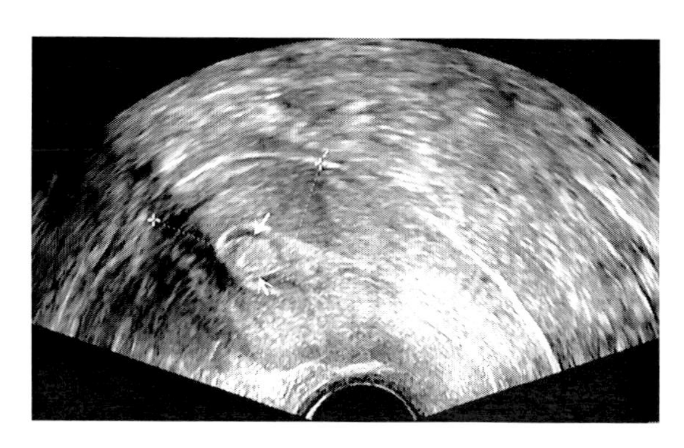

圖 7-2-4　子宮內膜息肉

子宮內膜息肉是體檢中較為常見的婦科疾病，因子宮內膜基底層局部增生過長，內膜慢性炎性刺激或內膜脫落受阻所致。

【影響因素和臨床表現】

子宮內膜息肉可發生在任何年齡的女性，常見於月經失調和不孕症的女性。部分女性可出現月經淋漓不盡或經間期出血等症狀，但多數小息肉並不引起月經異常及其他不適。內膜息肉絕大多數為良性，少數可發生惡變。

【專家健康指導建議】

（1）一旦發現，必須積極就診確認診斷，可行宮腔鏡檢查來確認診斷及治療。對於患有息肉的不孕女性，手術切除息肉有助於受孕或輔助生殖受孕的成功。

（2）對於小的、無症狀的息肉，可以進行保守治療，定期複查，複查時應選擇於月經乾淨後 3 天。體積較大、有明顯症狀及有惡變可能的內膜息肉，應積極行宮腔鏡檢查並切除息肉行病理學檢查，術後放置曼月樂環可以減少復發。

八、子宮內膜增厚

有月經的女性的子宮內膜隨月經週期發生變化。月經後子宮內膜的厚度可從 0.3 cm 增厚到黃體期的 1.5cm。

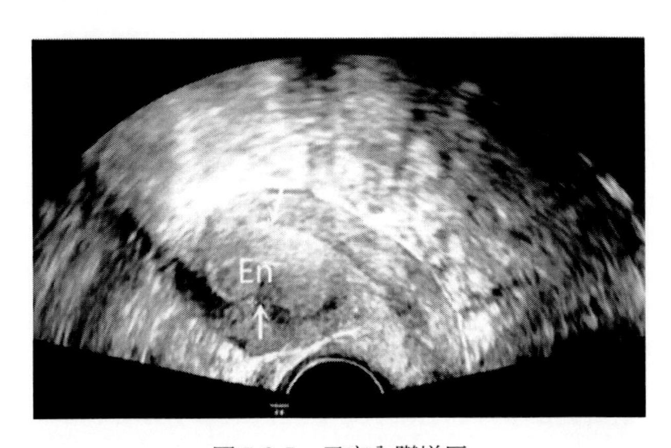

圖 7-2-5　子宮內膜增厚

【子宮內膜增厚報告解讀】

受檢者在行婦科檢查時一般無異常表現，子宮可正常大小或有增大。

超音波表現：見子宮內膜回音瀰漫性或局灶性增厚。內膜回音均勻注射顯影劑，也可不均勻伴有小的囊腔。常伴有單側或雙側卵巢增大或卵巢瀦留囊腫（圖 7-2-5）。

【影響因素和臨床表現】

子宮內膜增厚主要與雌激素數值的波動有關。子宮內膜受大量雌激素作用所致內膜過度增生，多見於青春期和更年期。常表現為月經不規則出血，閉經或停經後出血等。

【專家健康指導建議】

（1）正常子宮內膜在停經後第一年較停經後多年的內膜厚，這反映了雌激素數值的波動。停經前子宮內膜增厚多屬生理性改變，建議月經淨後 3 天再次複查，如連續 2 至 3 次複查仍有子宮內膜增厚，建議藥物治療或診斷性刮宮以確認診斷。

（2）停經後子宮內膜增厚＞ 0.5cm，內膜回音均勻，臨床表現無陰道流血，可以繼續定期複查。如果停經後有陰道出血症狀，超音波檢查子宮內膜＞ 0.5cm，或伴有內膜回音不均，建議行診斷性刮宮以確認診斷。

九、多囊卵巢症候群

多囊卵巢症候群 PCOS 是一種最常見的婦科內分泌疾病之一。患病率為 5%～ 10%，主要以雄激素過高的臨床或血生化表現、持續無排卵、卵巢多囊樣改變為特徵，常伴有胰島素抵抗和肥胖。

【多囊卵巢症候群報告解讀】

受檢者行婦科檢查一般無明顯異常。

超音波表現：見卵巢體積增大（＞ 10mL），包膜回音注射顯影劑，包膜下卵泡數增多，大於 12 個，卵泡直徑為 0.2 ～ 0.9cm，卵泡常圍繞卵巢邊緣，呈車輪狀排列（圖 7-2-6）。

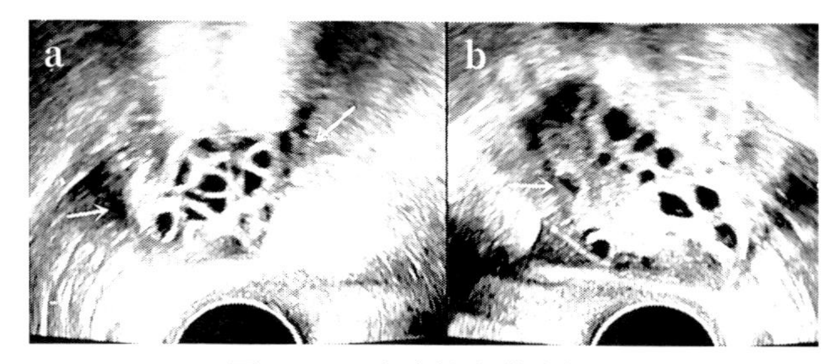

圖 7-2-6　多囊性卵巢症候群

【影響因素和臨床表現】

病因至今尚無法確認。與遺傳因素、環境因素、肥胖患者的胰島素抵抗相關。

PCOS受檢者常表現為多毛、痤瘡、月經失調、不孕、肥胖、黑棘皮等，嚴重者遠期可發生子宮內膜癌、糖尿病、心血管系統疾病。PCOS的診斷標準是：

(1) 稀發排卵或無排卵：月經失調。

(2) 高雄激素的臨床表現和（或）高雄激素血症：多毛、痤瘡等。

(3) 超音波提示：多囊性卵巢症候群。

以上3項中符合2項並排除其他高雄激素病因，如先天性腎上腺皮質增生、庫欣症候群、分泌雄激素的腫瘤等即可診斷。

【專家健康指導建議】

(1) 本病不能僅依靠超音波檢查，超音波所表現的卵巢多囊樣改變並不能確診PCOS，如體檢超音波發現卵巢多囊樣改變需門診進一步檢查，並排除其他高雄激素病因才能確診。

(2) 本病目前無治癒方案，但作為一種慢性內分泌代謝性疾病，自青春期發病，並將影響女性一生健康，因而必須根據女性各個生理階段進行積極對症處理來進行有效的控制。

(3) 確診的女性可透過調整生活方式，如控制飲食，適量運動，改善不良的生活習慣和心理狀態，並根據臨床表現及治療需求的不同，予以不同的方法來進行治療。

(4) 同時要預防遠期併發症：2型糖尿病、心血管病變及子宮內膜癌。

十、卵巢囊腫

本節所談及的卵巢囊腫多指良性，一般無症狀，常在體檢時發現。濾泡囊腫和黃體囊腫往往為生理性改變，在隨後的複查時可自行消失。

（一）濾泡囊腫

【濾泡囊腫報告解讀】

受檢者行婦科檢查時可於一側附件觸及囊性腫塊，界限清楚，活動好，可無壓痛或有輕壓痛。

超音波表現：卵巢內見圓形或橢圓形的無回音區，邊界清晰，囊壁光滑，囊內透聲好，多為單發，直徑一般 3 ～ 5cm，少數可達甚至超過 8cm。CDFI 檢查，囊壁上無血流訊號（圖 7-2-7）。

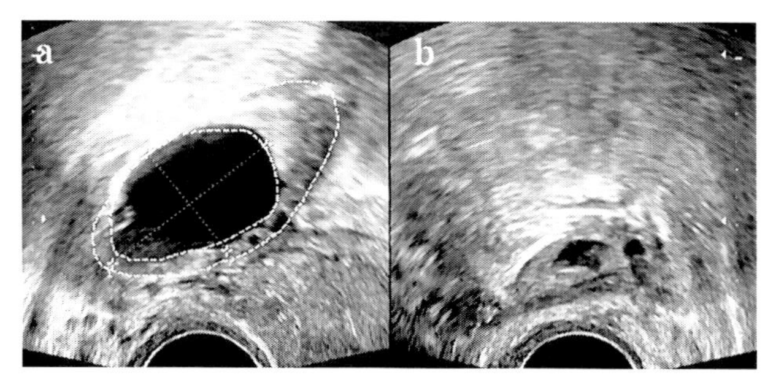

圖 7-2-7　濾泡囊腫（a. 濾泡囊腫； b. 正常卵巢）

【影響因素和臨床表現】

卵巢濾泡囊腫多無臨床症狀，常在體檢時檢出。主要為卵泡未發生破裂及排卵，卵泡液瀦留在卵泡腔內形成。

【專家健康指導建議】

（1）卵巢濾泡囊腫較常見，一般在 6 ～ 8 週可自行消失。多為卵巢正常功能發生改變而引起的，建議 2 ～ 3 個月後於月經淨後一週內複查婦科超音波，觀察囊腫是否自行消失。如出現成長速度較快、突發下腹部陣發性絞痛，應考慮卵巢囊腫蒂扭轉等情況需積極手術治療。

(2) 如在體檢時發現卵巢囊腫，建議去醫院就診，根據臨床症狀、年齡等不同情況進行不同的處理。

(二) 黃體囊腫

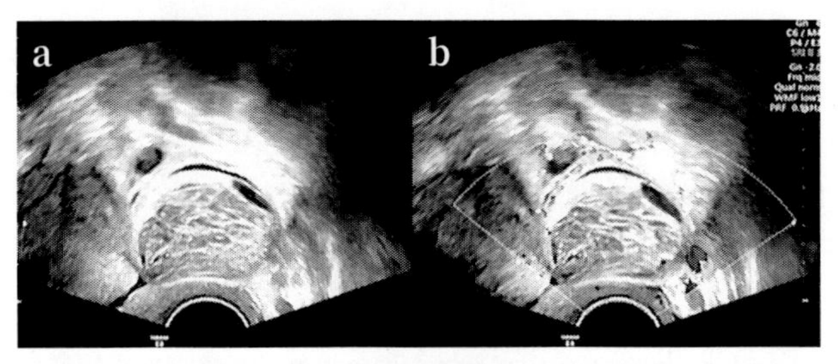

圖7-2-8　黃體囊腫（b圖可見黃體囊腫的周邊典型的環狀血流）

【影響因素和臨床表現】

女性在排卵之後會形成黃體，黃體因某種外力或自發性因素的影響，導致囊腫的內壁破裂，血液從血管中漏出，積存於囊內，當其直徑＞ 3cm 時，稱為黃體囊腫或黃體血腫。多為單側。

一般無明顯臨床表現，多在體檢時發現。

【專家健康指導建議】

(1) 黃體囊腫屬生理性囊腫，多數黃體囊腫可自行消失。於下次月經淨後一週內複查即可。較大的囊腫可自發破裂，發生急腹痛。

(2) 一旦出現急性腹痛，請及時就醫。

【黃體囊腫報告解讀】

受檢者行婦科檢查時可發現一側附件區可觸及囊性腫塊，界限清楚，活動好，可無壓痛或有輕壓痛。

超音波表現：不同階段的黃體囊腫有多種不同的超音波表現，大多數可歸為囊性、囊實質和實質 3 種。CDFI 檢查部分黃體囊腫的周邊可見典型的環狀或半環狀血流，黃體血流一般在排卵後 1 ～ 2 天出現，一週左右達高峰，頻譜顯示為低阻血流（圖 7-2-8）。

（三）卵巢子宮內膜異位囊腫

【卵巢子宮內膜異位囊腫報告解讀】

受檢者行婦科檢查發現一側或雙側附件可及囊性腫塊，界限清楚，活動欠佳，有壓痛。

超音波表現：卵巢異位囊腫多呈圓形或橢圓形，可以單發或多發，雙側多見，中等大小，內部為細密點狀回音，囊內壁毛糙，CDFI：囊腫壁上可見少許血流訊號，一般囊內無血流訊號（圖 7-2-9）。

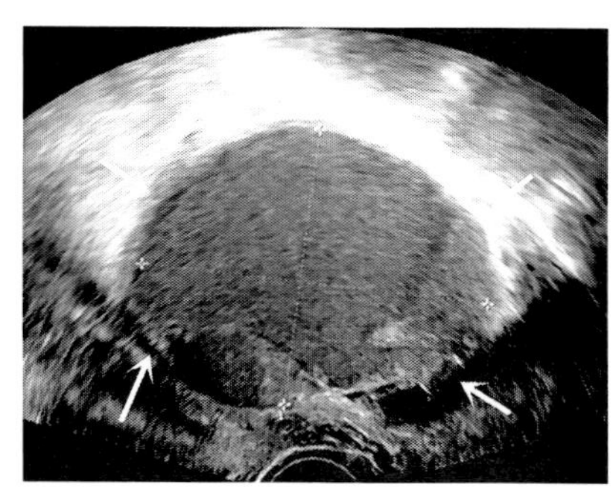

圖 7-2-9　卵巢子宮內膜異位囊腫

【影響因素和臨床表現】

影響因素詳見前述的子宮內膜異位症相關內容。

具有活性的子宮內膜組織侵犯卵巢所致，多數累及雙側卵巢。因為囊內含巧克力樣陳舊性血液，常稱為巧克力囊腫，囊腫直徑一般為 5 ～ 6cm，＞ 10cm 者較少，但易發生破裂。少數人可無症狀，多數典型特徵為繼發性、進行性、週期性痛經，可以出現經期延長、經量增多，合併感染或破裂時可引起突發性腹痛，一部分人可合併不孕。

【專家健康指導建議】

（1）積極就診，根據不同情況採取藥物保守治療或手術治療。避免經期性生活，提倡自然分娩，注意避孕，防止醫源性子宮內膜種植，積極治療引起經血逆流的疾患。

(2) 藥物保守治療可以採用藥物避孕的方法：口服避孕藥可抑制排卵、促使子宮內膜萎縮，降低內膜異位症的發病風險。如症狀嚴重、痛經明顯伴囊腫>4cm，可考慮手術治療。

十一、卵巢腫瘤

卵巢腫瘤是常見的婦科腫瘤，分類複雜。根據組織學和超音波影像學有不同的分類。超音波檢查對區別卵巢良惡性腫瘤具有極為重要的意義。根據腫瘤的聲像表現，可將卵巢腫瘤分為三類：囊性、實質、囊實質。

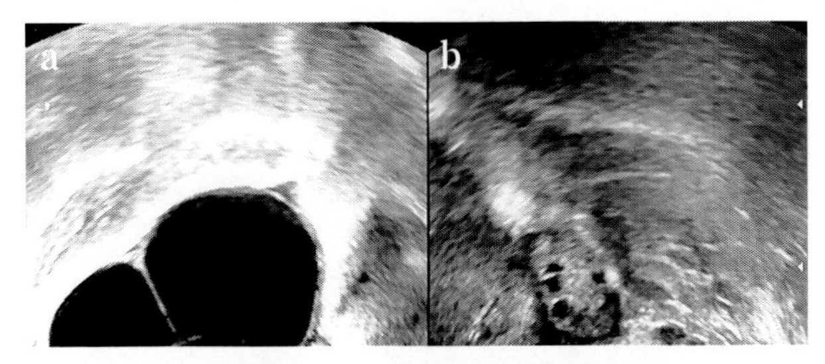

圖 7-2-10　多囊性卵巢囊腫
(a. 卵巢囊腫； b. 正常的卵巢表現)

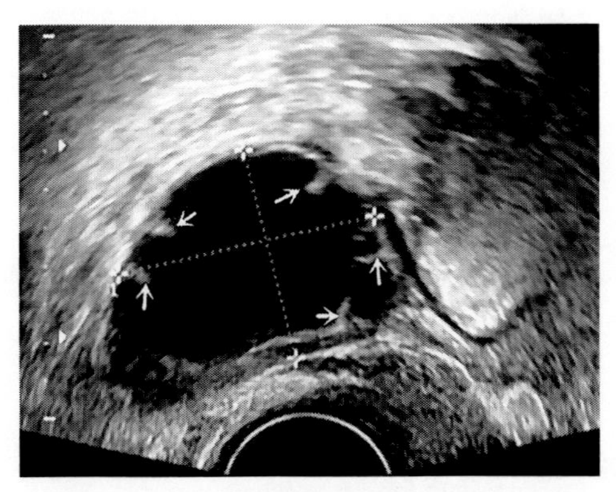

圖 7-2-11　卵巢囊腫囊壁乳突狀贅生物

【卵巢腫瘤報告解讀】

受檢者行婦科檢查發現在子宮一側或雙側可及球形腫塊，如提示為囊性，表面光滑、活動、與子宮無黏連，多考慮為良性卵巢腫瘤。惡性腫瘤一般可在陰道後穹窿觸及盆腔內腫塊，多為雙側，實質或半實質，表面凹凸不平，不活動，常伴有腹水。

1．囊性卵巢腫瘤的超音波圖像

囊性腫塊的超音波特點：一般為圓形或橢圓形的液性暗區，邊界清晰，壁薄，或局部增厚，囊壁整齊光滑，囊內呈無回音或有細小回音點，有的囊腫內部有分隔，分隔厚薄不一。卵巢囊腺瘤和卵巢囊腺癌多見於此類超音波影像（圖 7-2-10 至圖 7-2-11 所示）。

2．實質卵巢腫瘤的超音波圖像

卵巢實質性腫瘤較卵巢囊性腫瘤少見，其圖像有形態規則或不規則，邊界清晰，不光滑或模糊不清，內部回音有均勻性瀰漫性的密集回音或不均勻回音團，當有出血壞死囊性病變時，實質內有不規則無回音暗區為非均質性。根據其內部組織結構不同分為實質均質性（良性卵巢纖維瘤）和非均質性（各種卵巢惡性腫瘤）（圖 7-2-12 所示）。

3．囊實質卵巢腫瘤的超音波圖像

囊實質腫瘤又稱混合性腫塊，根據腫瘤內部的回音表現，可分以囊性為主和以實質為主兩種表現。以囊性為主者，形態多數較規則，體積較大，囊壁光滑完整，無回音暗區中有局灶性規則的偏強回音團；以實質為主的腫塊，大部分為規則或不規則的偏強回音團，其內可見小部分無回音。常見的囊實質腫瘤是卵巢畸胎瘤。其分為成熟畸胎瘤（囊性或囊性為主）和不成熟畸胎瘤（實質性或實質為主）（圖 7-2-13 至圖 7-2-15）。

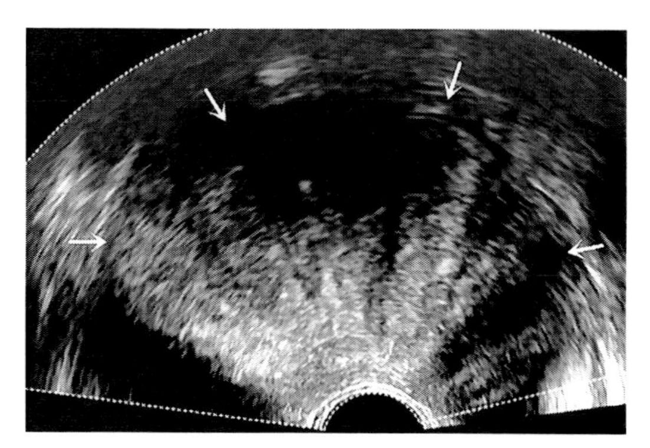

圖 7-2-12　實質卵巢腫瘤（術後病理證實為卵巢纖維瘤）

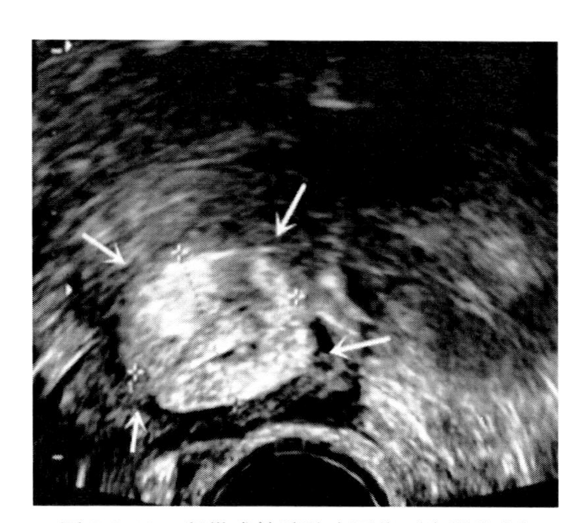

圖 7-2-13　卵巢成熟畸胎瘤圖像（實質為主）

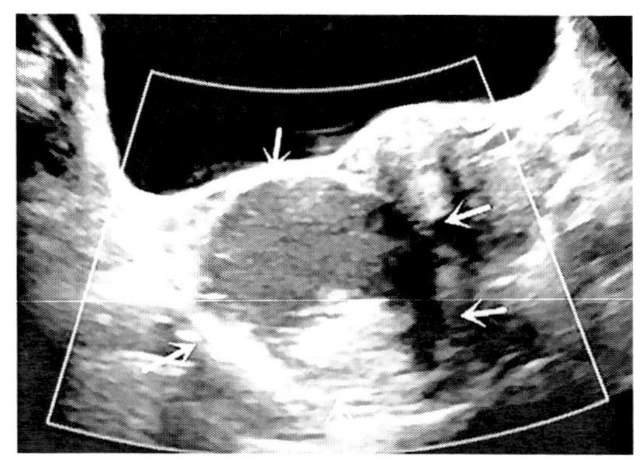

圖 7-2-14　卵巢成熟畸胎瘤圖像（囊性為主）

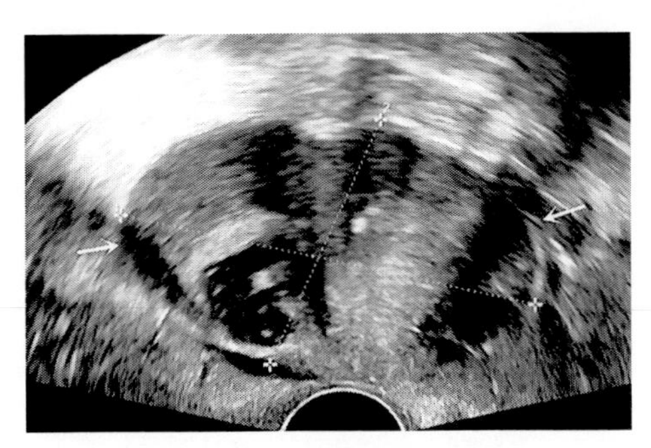

圖 7-2-15　卵巢囊實性腫塊

【影響因素和臨床表現】

卵巢腫瘤無論良惡性，早期腫瘤較小，多無症狀，常在婦科檢查時偶然發現。當腫瘤增至中等大小時，會感到腹脹，可自行捫及腹部腫塊，出現壓迫症狀可有尿頻、便祕、氣急、心悸、腹痛、腰痛、下肢痛等，因卵巢癌在早期無症狀，一旦發現已屬晚期，晚期惡性腫瘤可表現為消瘦，嚴重貧血等惡病質徵象。

臨床上卵巢腫瘤根據組織學分類主要分為：

(1) 卵巢上皮性腫瘤：主要有漿液性腫瘤、黏液性腫瘤、子宮內膜樣瘤及纖維上皮瘤等，這類腫瘤的性質分為良性、交界處及惡性。

(2) 性索間質腫瘤：顆粒細胞瘤、卵泡膜細胞瘤及纖維瘤等。

(3) 生殖細胞腫瘤：畸胎瘤、無性細胞瘤、內胚竇瘤及胚胎性癌等。

(4) 繼發性腫瘤：其原發部位多為胃腸道、乳腺及生殖器官。

卵巢癌是婦科惡性腫瘤引起死亡的主要原

因，其 5 年生存率為 30%，這與早期確診率低有關。

卵巢腫瘤常見的併發症主要有：

(1) 蒂扭轉：為常見的婦科急腹症，部分腫瘤常在突然改變體位、妊娠期、產褥期子宮大小、位置改變時發生。

(2) 破裂：3%卵巢腫瘤可能發生破裂。

(3) 感染：較少見，多因腫瘤扭轉或破裂後引起。

(4) 惡變：卵巢良性腫瘤也可發生惡變，早期惡變無症狀，不易發現。

【專家健康指導建議】

(1) 卵巢良性腫瘤直徑 < 5cm，疑為瘤樣病變可做短期觀察，一經確診卵巢良性腫瘤，應手術治療。

(2) 交界處腫瘤手術是最重要的治療，手術的目標是將腫瘤完全切除。

(3) 惡性腫瘤的治療原則是手術為主，輔以化療、放療及其他綜合治療。

惡性卵巢腫瘤的種類繁多，病因複雜，早期無明顯臨床症狀，一般較難預防，但是也可以採取一些對策：

(1) 高度危險險群應嚴密監測：40 歲以上每年應行婦科檢查；高度危險險群每半年檢查一次，以便早期發現或排除卵巢腫瘤，若配合超音波檢查、 CA-125 檢測更好。

(2) 體檢發現異常應及時就診，早期診斷及處理：發現卵巢實質腫塊及囊腫直徑 >5cm 者，應及時手術切除。如在青春期前，停經後或生育年齡口服避孕藥的婦女發現卵巢增大，應及時確認診斷。對於盆腔腫塊診斷不清或治療無效者，應及早行腹腔鏡或剖腹探查，以立即診治。

(3) 患有乳癌和胃腸癌的女性患者，治療後應嚴密隨訪，定期作婦科檢查，確定有無卵巢轉移癌。

(4) 對 BRCA1（＋）的 HOCS 家族成員可以考慮行預防性卵巢切除。

十二、盆腔器官脫垂

骨盆的多層肌肉及筋膜組織發揮承托子宮、膀胱和直腸等盆腔臟器的作用，並使其保持正常位置。由於骨盆組織退化、創傷等因素使其支撐功能減弱，盆腔臟器移位，導致盆腔臟器功能發生異常的一組疾病稱為骨盆器官脫垂。

【影響因素和臨床表現】

以下因素可以增加盆腔器官脫垂的風險：

(1) 多次妊娠、分娩或難產、產後過早體力勞動等。

(2) 年齡增加後，尤其停經後雌激素數值下降，出現支撐結構的萎縮。

【盆腔器官脫垂報告解讀】

受檢者行婦科檢查時可見到陰道前、後壁或子宮頸及宮體脫出陰道口外。脫垂的陰道前後壁、宮頸常可見組織增厚並角化，甚至可見潰瘍和出血。體檢時應在放鬆、向下屏氣或加腹壓時可判斷脫垂的最重程度，並予以分度。現常用盆腔器官脫垂定量分期法（POP-Q）進行分度。

超音波檢查時可根據超音波下 Valsalva 試驗動態測定骨盆肌肉功能。

(3) 慢性咳嗽、肥胖、持續負重或便祕等導致腹腔內壓力增加。

(4) 醫源性原因：包括沒有充分糾正手術時造成的盆腔支撐結構的缺損。

受檢者能看到或感覺到組織膨出陰道口，可伴有下墜感或腰部痠痛，站立過久或勞累後症狀明顯，陰道前壁膨出常伴有尿頻、活動後漏尿、排尿困難等情況，陰道後壁膨出常表現為便祕、排便困難。器官脫出後輕者經臥床休息，能自行回納，隨著病情進展，重症者則不能還納。暴露在外的宮頸和陰道壁因摩擦可致潰瘍及出血。子宮脫垂一般不影響月經，輕度子宮脫垂也不影響受孕、妊娠和分娩。

【專家健康指導建議】

(1) 盆腔器官脫垂會導致膀胱、直腸及性功能障礙，腫塊脫出於陰道口影響日常生活，嚴重影響生活品質。目前治療方案包括非手術治療及手術治療。對於無症狀者不建議手術治療，可行隨訪觀察或者保守治療。

(2) 保守治療包括使用子宮托、骨盆康復治療和行為指導。輕度骨盆脫垂者可採用骨盆肌肉鍛鍊和物理療法增加骨盆肌肉群的張力，如 Kegel 運動，還可以生物回饋治療或電刺激等方法治療。

(3) 同時建議積極改善生活方式，避免增加腹壓，如減少負重、防治慢性咳嗽等；保持水分攝入並規律排空膀胱；排便困難者，建議平時多吃一些富含膳食纖維的食物、改善排便習慣、防治便祕；肥胖者建議減低體重。

(4) 對於保守治療無效或不願意保守治療的有症狀者，可行手術治療。當全身狀況不適宜手術時可以使用子宮托。

第八章　耳鼻咽喉科檢查

第一節　耳鼻咽喉科常用的檢查方法

一、鼻部檢查

(1) 前鼻鏡檢查：使用前鼻鏡觀察鼻腔黏膜色澤、鼻甲形態、鼻道結構和是否有分泌物及分泌物性質，鼻腔內是否有新生物。判斷是否存在鼻炎、鼻竇炎、鼻中隔偏曲、鼻息肉、鼻腔腫塊等疾病的可能性。

(2) 鼻內視鏡檢查：鼻內視鏡包括0°、30°、70°等多種視角鏡，一般常配備有照相、顯示和錄影裝置。主要觀察鼻腔內黏膜形態、分泌物性質、有無糜爛血管，各鼻道內結構的形態，如鉤突大小、鼻竇的開口、鼻腔腫塊等，鼻咽部各壁的情況。

【檢查步驟】

(1) 前鼻鏡檢查：受檢者端坐，放鬆。檢查者將前鼻鏡的兩葉合攏伸入鼻前庭，勿超過鼻閾，然後張開前鼻鏡兩葉，抬起鼻翼，擴大前鼻孔，調整角度依次檢查鼻腔、鼻中隔、下鼻甲、下鼻道、中鼻甲、部分中鼻道、嗅區、總鼻道。

(2) 鼻內視鏡檢查：受檢者坐位或仰臥位，放鬆，張口呼吸。檢查前先用1%麻黃鹼收縮鼻腔黏膜，持鏡沿鼻底輕柔進入，依次檢查鼻中隔和中鼻道內的各結構，如鉤突、額竇、前組篩竇和上頜竇的開口，蝶篩隱窩、蝶竇開口和後組鼻竇的開口等。

二、咽喉部檢查

(1) 口咽部檢查：使用壓舌板觀察口咽部舌腭弓、咽腭弓黏膜顏色，是否存在黏連和瘢痕，觀察扁桃體色澤、形態、隱窩口是否有分泌物及分泌物性質，觀察口咽部是否有新生物。判斷是否有咽炎、扁桃體炎、咽部腫塊、扁桃體腫塊等口咽部疾病。

(2) 間接喉鏡檢查：使用間接喉鏡觀察喉部結構形態，黏膜顏色、充血、水腫、增生、潰瘍、新生物、異物等，會厭、杓狀軟骨、室帶及聲帶活動度，梨狀窩瘻管及有無積水等。

(3) 間接鼻咽鏡檢查：使用間接鼻咽鏡觀察軟腭背面、鼻中隔後緣、鼻咽部結構形態，黏膜充血、粗糙、出血、增生、浸潤、潰瘍、新生物等，重點察看咽隱窩。

(4) 纖維鼻咽喉鏡檢查：使用纖維鼻咽喉鏡觀察鼻咽部和咽喉部結構形態和黏膜狀態。纖維鼻咽喉鏡檢查的優點在於創傷小，受檢者痛苦少、配合度高；鏡管末端可接近解剖結構和病變部位，觀察更清晰。

【檢查步驟】

(1) 口咽部檢查：受檢者端坐，放鬆，自然張口。檢查者用壓舌板輕壓舌前 2/3 處，依次檢查軟腭、舌腭弓、咽腭弓、腭垂、扁桃體、咽後壁。

(2) 間接喉鏡檢查：受檢者端坐，張口，將舌伸出。檢查者左手持紗布包裹受檢者舌前部，把舌拉向前下方，右手持間接喉鏡放入咽部，依次檢查舌根、扁桃體、會厭谷、喉咽後壁、喉咽側壁、會厭舌面及游離緣、杓狀軟骨、梨狀窩等結構，囑其持續發「☒衣」聲，檢查會厭喉面、杓會厭襞、杓間區、室帶與聲帶及其閉合情況等。

(3) 間接鼻咽鏡檢查：受檢者端坐、頭微前傾，放鬆，用鼻輕輕呼吸。檢查者左手持壓舌板輕壓舌前 2/3 處，右手持間接鼻咽鏡至軟腭與咽後壁之間，依次檢查軟腭背面、鼻中隔後緣、後鼻孔、各鼻道及鼻甲後端、咽鼓管咽口、圓枕、咽隱窩、鼻咽頂部及腺樣體。

(4) 纖維鼻咽喉鏡檢查：受檢者坐位或仰臥位，放鬆。檢查前在鼻、咽喉部進行表面麻醉，檢查者持鏡輕柔送入鼻腔，沿鼻底經鼻，鼻咽部進入咽喉部，依次檢查鼻咽頂後壁、鼻咽側壁、咽隱窩、圓枕、咽鼓管咽口，舌根、會厭谷、會厭、梨狀窩、室帶、喉室、聲帶、前聯合、後聯合和聲門下區。

三、耳部檢查

(1) 電耳鏡檢查：使用電耳鏡觀察耳廓及耳周的顏色、形態、大小和位置，外耳道的顏色，是否有分泌物及分泌物性質，鼓膜的形態結構。判斷是否有耵聹栓塞、外耳道炎、鼓膜炎、分泌性中耳炎、化膿性中耳炎等耳部疾病。

(2) 耳內視鏡檢查：耳內視鏡包括0°、30°、70°等視角，常配備有照相、顯示和錄影裝置。主要觀察外耳道及鼓膜的細微病變和治療作業。

(3) 聽力檢查

①純音聽閾測試：純音聽閾測試是測定受試耳對一定範圍內不同頻率純音的聽閾。主要反映是否有聽力障礙，判斷聽力障礙的性質、病變部位及程度。

②聲導抗檢測：聲導抗檢測是客觀測試中耳功能、內耳功能、聽神經以及腦幹聽覺通路功能的方法，分為鼓室導抗測量和鐙骨肌聲反射。鼓室導抗測量能比較客觀地反映鼓室內各種病變的情況，鐙骨肌聲反射使用較廣，主要用於估計聽敏度、鑑別傳導性聾和感音神經性聾、辨別非器質性聾、為蝸後聽覺通路及腦幹疾病診斷提供參考等。

③耳聲發射：耳聲發射是由耳蝸螺旋器中外毛細胞的主動運動所產生，由內耳向中耳、外耳道逆向傳播，在一定意義上反映耳蝸的功能狀態。耳聲發射的檢測具有客觀、簡便、省時、無創、靈敏等特點，在臨床上常用的耳聲發射分為瞬態誘發性耳聲發射和畸變產物耳聲

發射，可用於器質性耳聾、功能性耳聾、偽聾的鑑別；耳蝸病變與蝸後病變的鑑別；對突發性耳聾的病因及預後的估計；各類人的客觀聽力分析；嬰幼兒聽覺系統成熟情況的研究。

【檢查步驟】

(1) 電耳鏡檢查：受檢者端坐，放鬆。檢查者單手檢查耳廓，然後檢查者單手將耳廓向後、上、外方輕輕牽拉，使外耳道變直，用另一手持電耳鏡觀察，依次檢查耳廓、外耳道、鼓膜。

(2) 耳內視鏡檢查：受檢者端坐，放鬆。檢查者單手將耳廓向後、上、外方輕輕牽拉，使外耳道變直，用另一手持耳內視鏡近距離依次檢查耳廓、外耳道、鼓膜的細微病變。

(3) 聽力檢查

①純音聽閾測試：檢查前確定受檢者外耳道清潔通暢、鼓膜表面無覆蓋物，摘除助聽器、頭面裝飾物及眼鏡，然後受檢者放鬆坐在環境噪聲達標的隔音室內或自由聲場內，佩戴頭戴式耳機，按要求在聽到規定聲音時手按訊號按鈕做出反應。

②聲導抗檢測：檢查前確定受檢者外耳道清潔通暢、鼓膜表面無覆蓋物，摘除助聽器、頭面裝飾物及眼鏡，然後受檢者放鬆坐在環境噪聲達標的室內，將前端配有柔軟且有彈性耳塞的探頭置於受檢者外耳道內，進行檢查。

③耳聲發射：檢查前確定受檢者外耳道清潔通暢、鼓膜表面無覆蓋物，摘除助聽器、頭面裝飾物及眼鏡，然後受檢者放鬆坐在環境噪聲達標的隔音室內或自由聲場內，將前端配有海綿或橡膠耳塞的探頭置於受檢者外耳道內，進行檢查。

四、多導睡眠監測

多導睡眠監測可持續同步記錄受檢者腦電圖、眼動電圖、下顎肌電圖、心電圖、呼吸氣流、呼吸運動、鼾聲、脈搏氧飽和度、體位及脛前肌電圖，分析睡眠監測中得到的參數，對睡眠分期、呼吸事件、心臟事件、運動事件及體位等進行判讀。協助診斷睡眠相關呼吸障礙、異態睡眠或行為異常、睡眠相關症狀的神經肌肉疾病及其他睡眠相關疾病。

【注意事項】

提前預約確定監測日期，監測當日禁止自行服用任何中樞興奮藥或抑制藥，避免飲酒、咖啡、茶等興奮性飲料；盡量不要午睡；18:00後避免劇烈活動；監測前需洗澡、剪指甲、男士刮鬍鬚、女士卸指甲油；監測前更換睡覺時穿的舒適衣物。睡眠監測室環境須安靜、舒適，檢查者為受檢者進行腦電電極、眼電電極、下顎肌電電極、心電電極、鼻氣流感測器、鼾聲感測器、脈搏血氧感測器及體位感測器安裝，檢查安裝達標後患者在睡眠監測室床上入睡，透過電極及感測器記錄睡眠中數據。次晨到達規定時間後取下電極及感測器，受檢者離開醫院，檢查者分析數據作出診斷。

第二節　耳鼻咽喉科的主要疾病介紹

一、鼻部疾病

(一) 過敏性鼻炎

【臨床表現】

過敏性鼻炎的典型症狀為陣發性噴嚏、清水樣涕、鼻癢和鼻塞等。可伴有眼部症狀，包括眼癢、流淚、眼紅和灼熱感等。部分患者伴發支氣管哮喘。

【專家健康指導建議】

(1) 過敏性鼻炎發作期患者，建議使用抗過敏藥物控制症狀。過敏原診斷確認的患者可以採用脫敏治療。

(2) 對花粉過敏的患者，進行戶外活動時，必須避開致敏花粉播散的高峰期，以減輕過敏症狀，同時還可以使用口罩、特製的眼鏡、鼻腔過濾器、花粉阻隔劑及惰性纖維素粉等減少致敏花粉吸入鼻腔或與眼結膜接觸，緩解鼻、眼症狀。

【過敏性鼻炎報告解讀】

(1) 鼻部檢查：過敏性鼻炎發作時，前鼻鏡檢查鼻腔可觀察到雙側鼻腔黏膜蒼白、腫脹，下鼻甲、中鼻甲黏膜蒼白水腫，下鼻道、總鼻道狹窄並有大量水樣分泌物附著，黏膜腫脹時不能觀察到中鼻道和嗅區。

(2) 過敏原檢測：皮膚試驗或抽血檢查過敏原，至少一種過敏原陽性。

(3) 對於塵蟎過敏的患者，應保持室內清潔，空氣流通，控制室內溼度，勤晒被縟，定期清洗空調過濾網，遠離毛絨玩具，不使用地毯。

(4) 對於真菌過敏的患者，及時清理室內垃圾、發霉的書籍、報紙、食物等，不要在室內擺放盆栽植物，盡量保持浴室、廚房等區域的乾燥。

(二) 急性鼻竇炎

【臨床表現】

(1) 局部症狀：鼻塞、流膿鼻涕、嗅覺減退或消失，前額、鼻根、眼球後、面頰部或枕部疼痛，部分伴有噁心症狀。

(2) 全身症狀：嚴重的患者伴有煩躁不適、畏寒、發熱、頭痛、精神萎靡及嗜睡等症狀。

【專家健康指導建議】

(1) 急性鼻竇炎多為細菌感染導致的感染性炎症。主要採用藥物治療。

(2) 根據血常規結果和局部體徵，選擇對症的抗生素口服或者注射治療；服用黏液促排劑，促進鼻腔分泌物排出；鼻塞嚴重患者用血管收縮劑滴鼻改善鼻腔通氣和引流。

(3) 鼻竇炎伴隨眼眶、顱內併發症時，必須適時採用手術治療。

【急性鼻竇炎報告解讀】

(1) **鼻部檢查**：前鼻鏡檢查鼻腔可觀察到雙側鼻腔黏膜急性充血、腫脹，中鼻甲黏膜紅腫，中鼻道狹窄並有多量膿性分泌物流向總鼻道，黏膜腫脹時不能觀察到嗅區。嚴重者受累鼻竇體表區可有壓痛。

(2) **血常規檢查**：輕症患者可以沒有異常改變，重症患者白血球總數和（或）嗜中性白血球百分比升高，提示細菌感染。

(3) **鼻竇 CT 檢查**：症狀嚴重或必須確認受累鼻竇位置時必須做此項檢查，可顯示受累鼻竇黏膜肥厚，部分有分泌物堵塞。

（三）慢性鼻竇炎

【慢性鼻竇炎報告解讀】

（1）鼻部檢查：前鼻鏡檢查鼻腔可觀察到雙側鼻腔黏膜慢性充血、腫脹，部分伴有鼻息肉，中鼻甲黏膜紅腫、中鼻道狹窄並有黏膿性分泌物流向總鼻道。

（2）鼻竇CT檢查：受累鼻竇黏膜肥厚，鼻竇內有分泌物堵塞（圖8-2-1）。

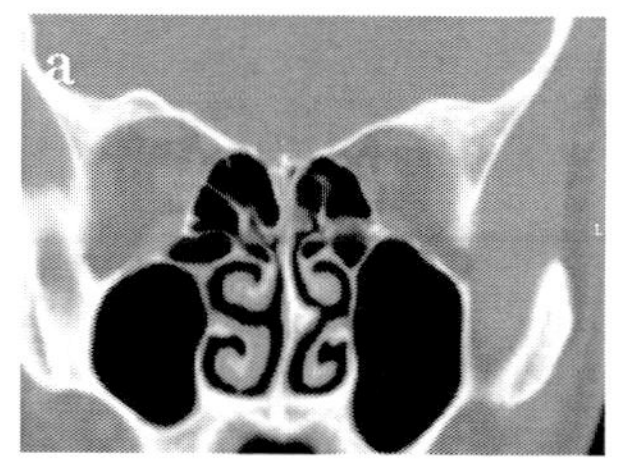

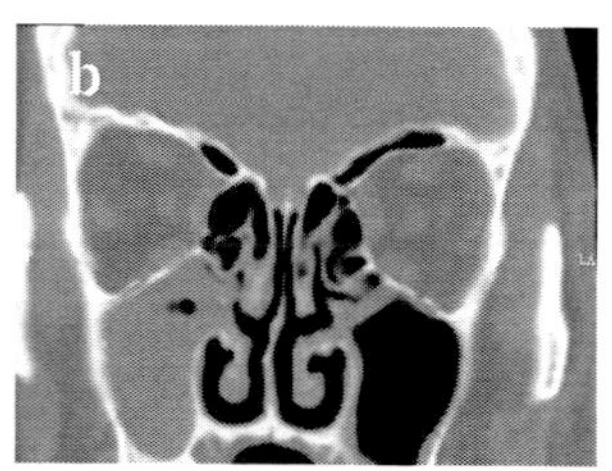

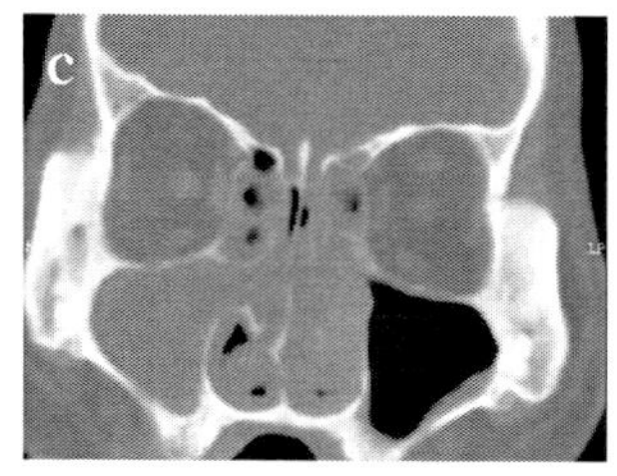

圖8-2-1　鼻竇CT圖像（a.正常鼻竇；b.單側鼻竇炎；c.雙側鼻竇炎）

【臨床表現】

主要症狀：鼻塞，黏著度或黏膿性鼻涕。次要症狀：頭面部脹痛、嗅覺減退或喪失。診斷時以主要症狀的兩種或兩種以上相關症狀為依據。

【專家健康指導建議】

（1）慢性鼻竇炎是耳鼻喉科的常見病，其病因學及病理生理機制複雜。藥物治療採用鼻用糖皮質素噴鼻，改善鼻腔局部黏膜炎症；大環內酯類抗生素小劑量長期口服，療程不少於12週；黏液促排劑口服，促進分泌物排出；中成藥口服，鼻腔沖洗輔助治療。

（2）藥物治療無效後，內視鏡下鼻竇手術是首選的外科治療手段。

（四）鼻前庭炎

【臨床表現】

急性期患者感覺鼻前庭處疼痛劇烈，慢性期患者感覺鼻前庭處發熱、發乾、發癢，有觸痛。

【專家健康指導建議】

（1）鼻前庭鼻炎是鼻前庭皮膚的瀰漫性炎症，主要由於鼻腔內分泌物刺激鼻前庭皮膚所致，長期的有害粉塵刺激、挖鼻或摩擦損傷鼻前庭繼發感染也是病因之一。

（2）治療上必須要徹底消除鼻腔內刺激分泌物，避免有害粉塵的刺激，改變不良挖鼻習慣，急性期可用全身抗生素治療，慢性期可局部塗抹抗生素軟膏。

【鼻前庭炎報告解讀】

（1）鼻部檢查：急性期檢查見鼻前庭內及其與上唇交界處皮膚瀰漫性紅腫，或有皲裂及淺表糜爛，鼻毛上沾有黏膿痂塊。慢性期檢查見鼻前庭鼻毛稀少，局部皮膚增厚，有痂皮形成，清除痂皮後可有小出血創面。

（2）血常規檢查：一般沒有異常改變，重症患者白血球總數和（或）嗜中性白血球百分比升高，提示細菌感染。

（五）鼻中隔偏曲

【臨床表現】

（1）鼻塞：是最常見的症狀，多呈持續性鼻塞。若一側偏曲為單側鼻塞，若S形偏曲則為雙側鼻塞。若雙側鼻腔交替性鼻塞則提示併發慢性鼻炎。

（2）鼻出血：偏曲的凸起處黏膜較薄，受吸入氣流刺激易發生糜爛出血。

【鼻中隔偏曲報告解讀】

鼻部檢查：前鼻鏡檢查鼻腔可發現鼻中隔偏曲的類型和程度，鼻中隔凸起面可見黏膜充血糜爛。鼻中隔偏曲明顯者兩側鼻腔大小不等，一側鼻腔明顯狹窄，雙側鼻甲常有代謝性肥大。

(3) 反射性頭痛：偏曲的凸起部位與下鼻甲或中鼻甲接觸甚至相抵，可引起同側反射性頭痛。

(4) 鼻竇炎：偏曲部位壓迫中鼻甲導致中鼻道狹窄，妨礙鼻竇引流，可誘發鼻竇炎，並出現各種症狀。

【專家健康指導建議】

(1) 鼻中隔偏曲是指鼻中隔形態不平整，彎曲或局部突起，並引起鼻腔功能障礙的一種疾病。診斷確認後，患者如有明顯的鼻塞、鼻痛、頭痛、鼻出血或鼻竇炎的症狀，應予對症治療。

(2) 保守治療無效者可選擇鼻中隔偏曲矯正術，矯正後仍有鼻腔通氣障礙者，必須同時行下鼻甲外移術或下鼻甲部分切除術。

(六) 鼻息肉

【鼻息肉報告解讀】

(1) 鼻部檢查：鼻腔內一個或多個灰白、淡黃、半透明新生物，表面光滑、柔軟、不痛、不易出血。鼻腔內有透明或白色分泌物或膿性分泌物。病史較長或反覆發作或巨大的雙側鼻息肉，可引起外鼻畸形。

(2) 鼻竇 CT 檢查：在對應位置可見息肉形成的軟組織影。合併鼻竇炎者受累鼻竇黏膜肥厚，鼻竇內有分泌物堵塞。

【臨床表現】

鼻息肉一般雙側發生，也有單側發生者，常見症狀為持續性或漸進性鼻塞，鼻腔分泌物較多，伴有噴嚏或鼻癢，多有嗅覺減退，嚴重者說話時有鼻音、睡眠時有打鼾，若鼻息肉堵塞咽鼓管口可引起耳鳴、耳悶，甚至聽力下降。

【專家健康指導建議】

(1) 鼻息肉是鼻腔鼻竇黏膜的慢性炎症性疾病，特徵是炎症黏膜上高度水腫的炎性組織。致病因素包括感染、非感染性炎症、解剖異常、免疫異常、遺傳因素等。

(2) 藥物治療可以用鼻用糖皮質素噴鼻，改善鼻腔局部黏膜炎症，嚴重者可用口服糖皮質素治療。合併感染者用抗生素治療。

(3) 藥物控制效果不良者可內視鏡下手術切除鼻息肉。

(七) 鼻出血

【臨床表現】

鼻出血根據病因不同，其表現各異，多數鼻出血為單側，可反覆間斷出血也可持續性出血，出血量輕則涕中帶血，重則可達幾十毫升甚至數百毫升以上，導致失血性休克。

【專家健康指導建議】

(1) 鼻出血是耳鼻喉科的常見病、多發病，同時也是其他臨床科室疾病的一種常見伴隨症狀。鼻出血病因較多，針對出血嚴重、病情危急的患者應首先進行緊急救治，尋找出血點控制出血之後再詳細進行系統檢查，穩定後針對病因進行治療。比如鼻中隔偏曲引起的反覆出血者，症狀較輕的可在局部使用油性藥膏或者滴劑，保護局部黏膜。

(2) 如果保守治療沒有效果，則需要手術，進行鼻中隔黏膜下偏曲矯正術，去除病因，減少出血。

【鼻出血報告解讀】

(1) 全身檢查：一般狀況，如體溫、脈搏、呼吸、血壓、營養狀況、精神和神態面容等。

(2) 鼻部檢查：在檢查之前先清除鼻腔凝血塊，前鼻鏡下重點查看出血位置，黏膜狀態，結構形態，有無新生物。

(3) 血常規檢查：輕症患者可以沒有異常改變，重症患者血紅素數值下降。

（八）鼻腔腫塊

【鼻腔腫塊報告解讀】

（1）鼻部檢查：鼻腔血管瘤檢查可見鼻中隔或下鼻甲前端生長的顏色鮮紅或暗紅，質軟有彈性，易出血的組織。

（2）鼻腔乳突狀瘤檢查可見鼻前庭、鼻中隔前部見瘤體較小、質硬、色灰，局限而單發，呈桑葚狀新生物；鼻腔內的瘤體較大，質軟、色紅、多呈彌漫性生長，有細蒂或廣基，觸之易出血。

（3）鼻腔惡性腫瘤檢查可見鼻腔中菜花狀、基底廣泛，表面伴有潰瘍及壞死組織、易出血的新生物。

【臨床表現】

（1）鼻腔血管瘤主要症狀有進行性鼻塞，反覆鼻出血，腫瘤發展可壓迫並破壞骨質，引起面部畸形、眼球移位、頭痛等症狀，長期反覆的小量出血可引起貧血，嚴重大出血可致失血性休克。

（2）鼻腔乳突狀瘤一般為單側進行性加重的鼻塞，流黏膿涕時帶血，偶有頭痛和嗅覺異常，伴腫瘤擴大和累積病變部位不同時，可出現其他症狀和體徵。

（3）鼻腔惡性腫瘤早期為單側進行性加重的鼻塞、涕中帶血、惡臭膿涕或肉色水樣涕，可伴有頭脹、頭痛、嗅覺減退或喪失，晚期由於腫瘤侵入鼻竇、眼眶、顱內，表現為視力減退、面部疼痛、頭痛等症狀。

【專家健康指導建議】

（1）鼻腔腫塊以良性腫瘤多見，原發性惡性腫瘤較少見。

（2）鼻腔常見良性腫瘤有血管瘤、乳突狀瘤、前者多見於青壯年。鼻腔乳突狀瘤、血管瘤以手術切除為主要治療方式。

（3）鼻腔內原發的惡性腫瘤較少見，以鱗狀細胞癌為主。根據腫瘤性質、大小、侵犯範圍以及患者承受能力，多主張早期採用以手術為主的綜合治療方法，包括術前放射治療、手術徹底切除癌腫原發病灶，必要時可行單側或雙側頸淋巴結清掃術以及術後放療、化學療法等。

（九）嗅覺障礙

【臨床表現】

（1）嗅覺減退和嗅覺喪失。

（2）嗅覺過敏：患者對氣味的敏感性注射顯影劑，輕微的氣味即感極其強烈。

（3）嗅覺倒錯：患者感受到的氣味與正常人相反。

（4）幻嗅：患者在沒有氣味的環境下，聞到惡臭或奇香等異味。

【專家健康指導建議】

（1）臨床上嗅覺減退和嗅覺喪失較常見，嗅覺過敏、嗅覺倒錯和幻嗅較為少見。嗅覺減退或喪失，出現在以鼻塞為主要症狀的疾病，如鼻甲肥大、鼻息肉、鼻內腫瘤等，導致帶著氣味的氣流不能到達嗅區黏膜。

（2）有某一些疾病，如過敏性鼻炎、慢性鼻竇炎，雖然在減充血劑治療下保持鼻腔的通暢，但是嗅區黏膜水腫引起嗅神經功能異常影響嗅覺；上呼吸道病毒感染、萎縮性鼻炎、嗅神經炎、化學氣體損傷、顱內疾病、顱底骨折等疾病也可使嗅神經、嗅中樞萎縮或失用而導致嗅覺減退或喪失。

【嗅覺障礙報告解讀】

鼻部檢查：前鼻鏡檢查鼻腔結構及黏膜可有多種變化。無異常改變；鼻腔黏膜蒼白、腫脹，鼻甲黏膜蒼白水腫，鼻道狹窄並有多量水樣分泌物附著；鼻腔黏膜紅腫，鼻甲黏膜充血，鼻道狹窄並有多量黏膿性分泌物附著；總鼻道甚至嗅區新生物堵塞等。

(3) 嗅覺過敏一般是暫時性的，往往發生於嗅神經炎恢復期、鼻部炎症、妊娠期、月經期和更年期等。嗅覺過敏和幻嗅常見於癲癇、精神分裂症等。所以嗅覺障礙的診治要重點察看鼻部情況，但又不能只局限於鼻部。

二、咽喉部疾病

(一) 慢性咽炎

【臨床表現】

咽部長時間反覆輕微疼痛，乾燥、搔癢、灼熱感、異物感，反覆存在少量白痰等分泌物，輕微咳嗽，做刷牙或為咳出分泌物用力咳嗽等刺激咽喉的動作時容易噁心、乾嘔等不適。

【專家健康指導建議】

(1) 慢性咽炎是咽部黏膜、黏膜下及淋巴組織的慢性炎症，常為上呼吸道慢性炎症的一部分，本病多見於成年人，病程長、症狀頑固、易反覆發作。

(2) 治療主要以祛除病因為主，戒除菸酒，避免粉塵及有害氣體環境，積極治療鼻和鼻咽部慢性炎症，有胃酸逆流患者服用抑酸藥物。對症藥物以中醫中藥的清咽潤喉藥物為主，局部可以含清咽滴丸等中成藥丸。

【咽喉部疾病報告解讀】

口咽部檢查：咽腔黏膜慢性充血、增厚、乾燥，局部血管擴張，咽後壁有散在的淋巴濾泡增生，部分散在淋巴濾泡凸起並融合成塊，部分還有黏稠的分泌物或者帶臭味的黃褐色痂皮附著在黏膜表面。

（二）慢性扁桃體炎

【臨床表現】

常有急性扁桃體炎反覆發作，發作時咽痛明顯，發作間隙期可有咽乾，咽癢，異物感，刺激性咳嗽等輕微症狀。若扁桃體隱窩內瀦留乾酪樣腐敗物或有厭氧菌感染，則可出現口臭。有些患者尤其是小兒患者，由於扁桃體過度肥大，可出現睡眠打鼾、呼吸不暢、吞嚥或言語共鳴障礙。

【慢性扁桃體炎報告解讀】

口咽部檢查：咽部黏膜慢性充血，扁桃體表面可見瘢痕收縮，凹凸不平與腭舌弓可有黏連。隱窩口常有碎屑或化膿性物質，擠壓腭弓時隱窩口可見黃白色乾酪樣點狀物溢出，常可見下頸角淋巴結腫大。

【專家健康指導建議】

（1）慢性扁桃體炎是扁桃體的持續感染性炎症，通常發生在大齡兒童和年輕人中，多由於急性扁桃體炎反覆發作或因扁桃體隱窩引流不暢，隱窩內細菌、病毒滋生感染，而演變為慢性炎症，是臨床上最常見的疾病之一。

（2）急性發作時，建議對症抗感染治療。間歇期時建議患者加強體育鍛鍊，注射顯影劑體質，提升抗病能力。過度肥大影響呼吸、吞嚥、語言，成為引起其他臟器病變的病灶，與鄰近組織器官的病變有關連時，考慮實行扁桃體切除手術。

【阻塞性睡眠呼吸中止報告解讀】

（1）全身檢查：較肥胖或明顯肥胖，頸圍較大。

（2）鼻腔檢查：鼻中隔偏曲、鼻甲肥大、鼻息肉及鼻腔腫瘤等阻塞鼻腔，影響氣流正常透過。

（3）口咽部檢查：口咽腔狹窄、扁桃體肥大、軟腭鬆弛、腭垂過長或過粗、咽部腫瘤、咽腔黏膜肥厚、舌體肥大等。

（4）面部檢查：部分患者有上下顎骨發育異常、小頜畸形等顱面發育畸形。

（5）多導睡眠監測：確診睡眠呼吸中止及其嚴重程度（圖 8-2-2）。

（三）阻塞性睡眠呼吸中止（OSA）

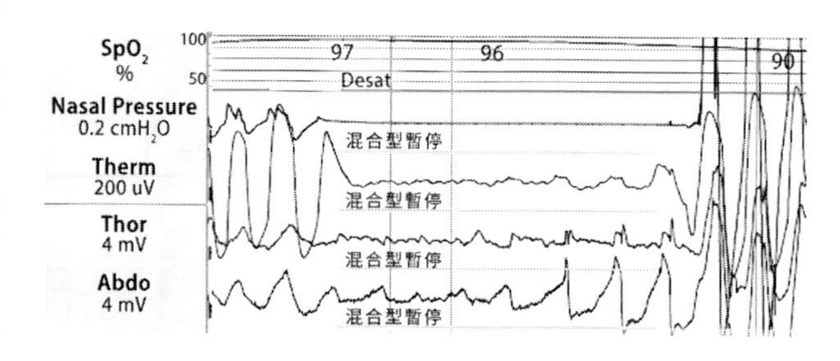

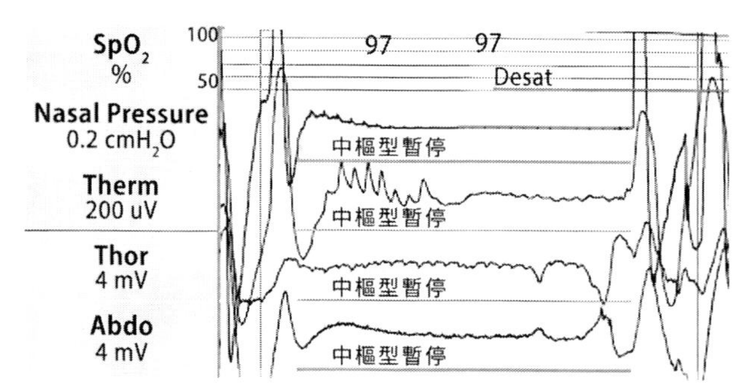

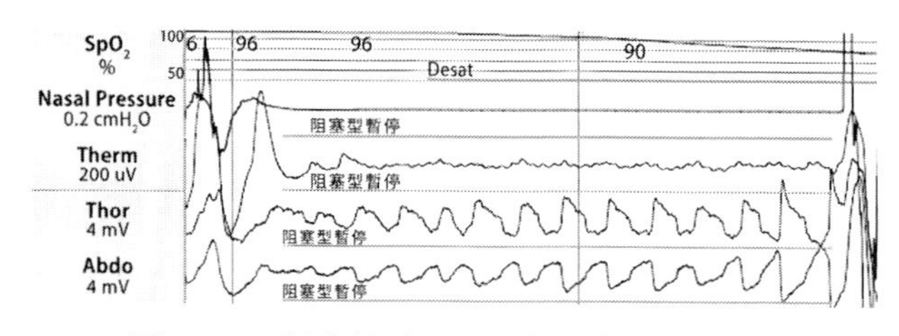

圖 8-2-2　阻塞性睡眠呼吸中止多導睡眠記錄

【臨床表現】

睡眠時打鼾，鼾聲大且不規律，並有部分呼吸中止的情況出現，嚴重者暫停時間超過 10 秒，夜間有窒息感或易憋醒；睡眠結構紊亂，淺睡眠增多，容易覺醒，導致白天出現嗜睡、注意力不集中等，妨礙正常社交和職業活動；記憶力下降，嚴重者出現認知功能下降、行為異常等。這些表現的出現有很大的個體差異，可能只有一項或同時多項，也可沒有。同時，普遍認為 OSA 是一種全身性疾病，與高血壓、冠心病、心力衰竭、心律不整、糖尿病密切相關，也是引起猝死、道路交通事故的重要原因，因而是一個嚴重的社會問題。

【專家健康指導建議】

(1) 高度危險險因子控制：超重者均應有效控制體重，包括飲食控制、加強鍛鍊，超重嚴重者必須在正規醫院營養科醫生指導下科學飲食及鍛鍊，甚至藥物及外科治療。戒酒、戒菸，慎用鎮靜、催眠、肌肉鬆弛藥及其他可引起或加重 OSA 的藥物。

(2) 病因治療：糾正引起 OSA 或使之加重的基礎疾病，如治療心功能不全、中風等。

(3) 體位治療：側臥位睡眠，對輕度 OSA 患者可能有效，包括體位報警器、頸部振動設備、側臥定位器等，但其療效還必須進一步觀察和評估。

(4) 持續呼吸道正壓通氣：就是無創呼吸機，是目前世界公認的、相對有效的治療 OSA 的方法，是中重度 OSA 患者的首選治療。但是無創呼吸機的使用必須在專業醫務人員的指導下實施，並定期到醫院複查儀器參數。

(5) 口腔矯治器：適用於單純鼾症及輕中度的 OSA 患者，特別是有下顎後縮者。

（6）外科治療：主要包括耳鼻喉科手術和口腔頜面外科手術兩大類，適用於手術確實可解除上呼吸道阻塞的患者，需嚴格掌握手術適應症。

（7）藥物治療：目前尚無療效確切的藥物可以使用。

（8）合併症的治療：給予相應治療。

（四）咽部腫塊

【咽部腫塊報告解讀】

乳突狀瘤可見腭垂、扁桃體、腭弓等處表面呈顆粒狀、色白或淡紅色瘤體。纖維瘤發生部位與乳突狀瘤相同，腫瘤大小不一，呈圓形突起，表面光滑，觸之較硬。瀦留囊腫多見於軟腭、咽後壁、咽側壁及扁桃體，呈圓形，表面光滑。

【臨床表現】

腫瘤較小時多無自覺症狀，常於體檢或檢查咽部其他疾病時，偶然發現。腫瘤較大時可出現咽部異物感，甚至可引起吞嚥障礙、呼吸及發音功能障礙。

【專家健康指導建議】

（1）口咽良性腫瘤，常見的有乳突狀瘤、纖維瘤及瀦留囊腫等。

（2）瘤體較小時可採用雷射、電凝、冷凍等治療，瘤體較大時需採用外科手術治療。

三、耳部疾病

（一）耵聹栓塞

【耵聹栓塞報告解讀】

電耳鏡檢查見外耳道褐色團塊狀、片狀或黏稠油性物質堵塞。外耳道軟骨部皮膚具有耵聹腺，分泌淡黃色黏稠液體，稱耵聹。有的耵聹狀如黏液，俗稱「油耳」。正常情況下耵聹可借咀嚼、張口等下顎運動以薄片形式自行排出，若耵聹逐漸凝聚成團，阻塞外耳道，稱耵聹栓塞。

【臨床表現】

可出現輕度聽力下降等症狀。

【專家健康指導建議】

量較少時可自行輕柔棉簽擦拭取出，量較

多或自行擦拭疼痛時，建議耳科門診取出耵聹。

（二）外耳道炎

【臨床表現】

（1）局限性外耳道炎耳痛劇烈，咀嚼或張口時加重，癤腫阻塞外耳道可致聽力下降。

（2）急性瀰漫性外耳道炎自覺症狀包括耳癢、疼痛、灼熱、聽力減退等。

（3）慢性瀰漫性外耳道炎主要症狀為耳癢、皮膚脫屑、耳脹感。

【專家健康指導建議】

（1）局限性外耳道炎，早期膿腫未成熟期局部敷用魚石脂軟膏或抗生素軟膏，癤腫成熟後如果未能自行潰破，可以切開引流。

（2）急性瀰漫性外耳道炎首先清潔外耳道，選擇廣譜抗生素滴耳液治療，外耳道紅腫時，局部敷用魚石脂甘油紗條，可發揮消炎消腫的作用。

（3）慢性瀰漫性外耳道炎清潔外耳道分泌物以及上皮脫屑時，用皮質類固醇軟膏局部塗抹。

【外耳道炎報告解讀】

（1）局限性外耳道炎又叫外耳道癤腫，初期可見外耳道皮膚局限性紅腫，逐漸隆起，成熟後頂部軟化，破潰流出少量黏稠膿液。牽拉耳廓或按壓耳屏可引起疼痛。

（2）急性瀰漫性外耳道炎可見外耳道充血腫脹，表面分泌物，外耳道可變窄。

（3）慢性瀰漫性外耳道炎可見外耳道皮膚充血、增厚，可見分泌物，外耳道深部可見上皮脫屑積聚，有時有肉芽生長。

（三）慢性化膿性中耳炎

【臨床表現】

（1）耳部流膿：間歇性或持續性。

（2）聽力下降：可有不同程度的傳導性或混合性聽力損失。聽力下降的程度和性質與鼓

【慢性化膿性中耳炎報告解讀】

（1）電耳鏡檢查：鼓膜充血，鼓膜可見穿孔，外耳道可見膿性分泌物。

（2）X 線或顳骨 CT 檢查：可見中耳、乳突病變及程度。

膜穿孔的大小、位置、聽骨鏈的連續程度有關。

(3) 耳鳴：部分患者有耳鳴。

【專家健康指導建議】

(1) 治療原則：治療原則為控制感染、通暢引流，清除病灶，恢復聽力，消除病因。

(2) 病因治療：積極治療引起中耳炎的上呼吸道的病灶性疾病。

(3) 藥物治療：選擇敏感藥物。輕者耳道局部用藥，可用3%過氧化氫溶液清洗，然後用棉簽拭淨膿液後，方可滴藥。如合併全身症狀，需全身使用抗生素。

(4) 必要時手術治療。

(四) 分泌性中耳炎

【分泌性中耳炎報告解讀】

1、電耳鏡檢查：鼓膜內陷、充血，亦可見鼓室積水，鼓膜活動度降低。

2、聽力檢查：純音測聽多為輕度傳導性聾（圖 8-2-3）；聲導抗鼓室圖為 B 型。

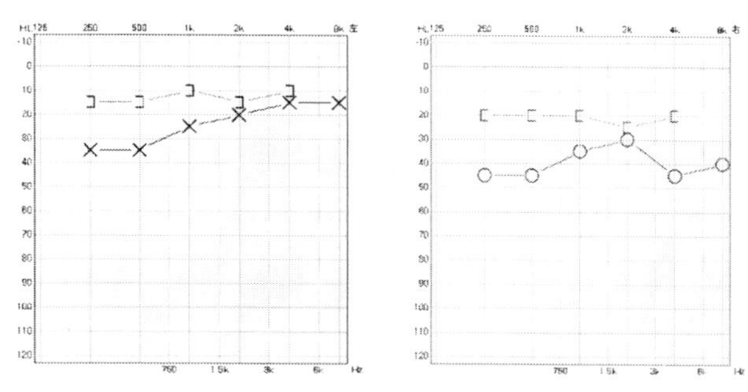

圖 8-2-3　傳導性聽力損失聽力圖

【臨床表現】

分泌性中耳炎的臨床表現主要為聽力下降，可隨體位變化而變化，輕微的耳痛、耳鳴、耳悶脹和阻塞感。

【專家健康指導建議】

（1）保守治療可酌情予以鼻腔收縮劑、黏液促排劑、抗生素、鼻用糖皮質素等藥物治療，必要時可行咽鼓管吹張。

（2）如果保守治療無效或反覆發作，可予以鼓膜穿刺、鼓膜置管等手術治療。

（五）老年性聾

【臨床表現】

雙耳漸進性聽力下降，以高頻下降為主，多數人有高調耳鳴。它主要是因為聽覺器官的退化所致。

【專家健康指導建議】

（1）老年人如果發現自己聽力下降，應去醫院檢查，並配合醫生接受檢查和治療。

（2）老年性聾屬不可逆的退行性變化，目前沒有很好的改善方法，患者可以選配合適的助聽器，以此提升生活品質。

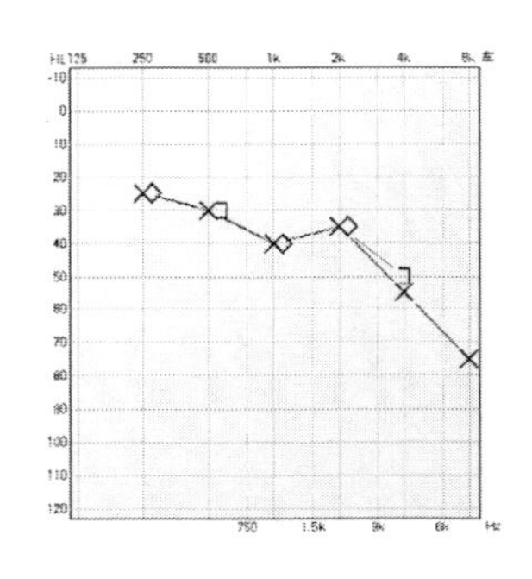

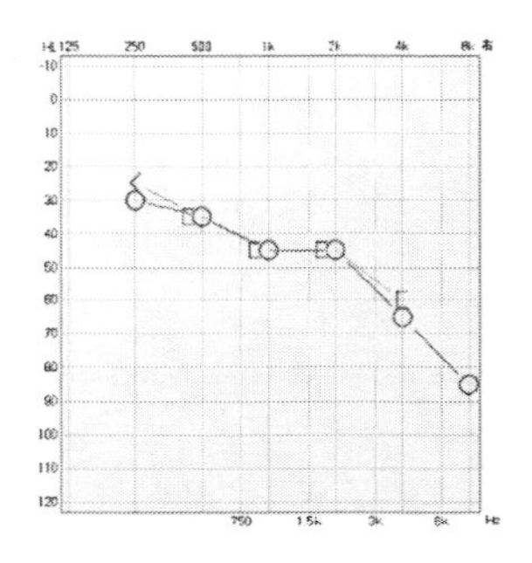

圖 8-2-4　感音神經性聽力損失聽力圖

【老年性聾報告解讀】

（1）電耳鏡檢查：鼓膜、外耳道未見異常。

（2）聽力檢查：純音測聽示感音神經性聽力下降，多數先有高頻聽力下降（圖 8-2-4）。

（六）突發性聾

【突發性聾報告解讀】

（1）電耳鏡檢查：鼓膜外耳道無異常。

（2）聽力檢查：純音測聽示感音神經性聽力下降；聲導抗檢查鼓室圖正常。

（3）對伴有眩暈必須進一步確認診斷和治療的患者，應根據其具體情況進行前庭和平衡功能檢查。

【臨床表現】

（1）突然發生的聽力下降。

（2）耳鳴（約 90%）。

（3）耳悶脹感（約 50%）。

（4）眩暈或頭暈（約 30%）。

（5）聽覺過敏或重聽。

（6）耳周感覺異常（全聾患者常見）。

（7）部分患者會出現精神心理症狀，如焦慮、睡眠障礙等，影響生活品質。

【專家健康指導建議】

（1）改善內耳血液微循環藥物和糖皮質素對各型突發性聾均有效，合理的合併用藥比單一用藥效果要好。高壓氧的療效尚有爭議，不建議作為首選治療方案，如果常規治療效果不佳，可考慮作為補救性措施。

（2）引導患者建立良好積極的心態，充分休息、適度運動，避免過度勞累及熬夜等不良習慣，治療期間定期複查聽力，及時了解治療效果及聽力恢復情況。

（七）良性陣發性位置性眩暈

【良性陣發性位置性眩暈報告解讀】

（1）電耳鏡檢查：鼓膜、外耳道未見異常。

（2）變位試驗：陽性。

【臨床表現】

典型的良性陣發性位置性眩暈發作是由於患者相對於重力方向改變頭部位置所誘發的、

突然出現的暫時性眩暈。其他症狀可包括噁心、嘔吐等自主神經症狀，頭暈、頭重腳輕、漂浮感、平衡不穩感等。

【專家健康指導建議】

(1) 該病具有自限性，患者不必過分緊張，且部分患者可自癒。臨床治療方法主要為耳石復位，包括手法復位和儀器復位，絕大部分患者經過復位可治癒。

(2) 一般不需要藥物治療；當合併其他疾病時，應該接受原發疾病的藥物治療；復位後如有頭暈、平衡障礙等可使用改善內耳微循環的藥物，如倍他司汀、銀杏葉提取物等。

(八) 梅尼埃病

【臨床表現】

典型的梅尼埃病有如下症狀：

(1) 眩暈：多為突然發作的旋轉性眩暈。常伴噁心、嘔吐、面色蒼白、出冷汗、血壓下降等自主神經反射症狀。雙側梅尼埃病患者可表現為頭暈、不穩感、搖晃感。

(2) 聽力下降：一般為波動性感音神經性聽力下降。

(3) 耳鳴及耳悶脹感：發作期常伴有耳鳴和（或）耳脹滿感。

【專家健康指導建議】

(1) 治療目的是減少或控制眩暈發作，保

【梅尼埃病報告解讀】

(1) 電耳鏡檢查：鼓膜、外耳道未見異常。

(2) 聽力檢查：純音測聽示感音神經性聾，可為波動性，發作期聽力下降，而間歇期可部分或完全恢復。

存聽力，減輕耳鳴和耳悶感。

（2）目前多採用改善內耳微循環、減輕內耳迷路積水為主的藥物治療，必要時手術治療。

第九章　眼科檢查

【項目介紹】

1．視力檢查

觀察視力檢查是心理物理檢查，分析結果時應該考慮這一點。它可判斷視網膜黃斑是否有器質性病變和屈光不正。

2．裂隙燈檢查

（1）眼瞼檢查：①眼瞼皮膚有無充血、水腫、壓痛，有無皮疹、潰瘍、瘢痕、腫塊及皮下出血等；②注意眼瞼形態、瞼裂大小、有無上瞼下垂、缺損或閉合不全；③注意瞼緣有無內外翻、充血、肥厚及炎症；④注意睫毛有無亂生、睫毛倒插、睫毛根部皮膚有無充血、鱗屑、潰瘍和膿痂。

（2）淚器檢查：流淚、溢淚及眼乾，懷疑有淚器炎症或腫瘤，淚器損傷。①淚腺有無腫塊、脫垂、炎症；淚液分泌試驗；淚膜破裂時間測定。②淚小點有無外翻、狹窄、阻塞或增生；淚囊區有無紅腫、壓痛或瘻管；按壓淚囊區有無分泌物自淚點流出；沖洗淚道觀察是否通暢。

（3）結膜、角膜、鞏膜檢查：觀察結膜是否有充血、出血、炎症；角膜大小、形態、透明度、曲度、表面是否光滑、有無混濁、水腫、浸潤、異物、雲翳、瘢痕、新生血管或血管翳、角膜後是否有沉澱物（KP）等；鞏膜顏色、充血、局部結節、隆起、穿孔和腫瘤等。

（4）前房、虹膜、瞳孔、晶狀體：觀察

前房深淺（篩檢閉角性青光眼）、房水有無混濁、閃光、浮游物、滲出物、積血或膿腫；虹膜注意色澤、紋理、形態，有無色素增生及脫失、萎縮、缺損、結節、新生血管、前後黏連、瞳孔殘膜、虹膜震顫和根部離斷；瞳孔注意大小、位置、形態、邊緣是否整齊，光反射是否靈敏；晶狀體要了解晶體的位置、密度、透明度、是否混濁及混濁的部位和形態。

3．檢眼鏡檢查

觀察玻璃體有無混濁、液化、積血、後脫離屈光間質混濁時無法檢查眼底可用眼超音波等其他檢查方法；檢查眼底（可借助前置鏡或三面鏡）觀察視乳頭大小、形態、顏色、盤沿和凹陷；視網膜血管粗細、形態、顏色、管壁反光、動靜脈比例及相互關係；黃斑部有無水腫、滲出、出血、瘢痕、色素改變和中心凹反射是否存在；視網膜有無滲出、出血、色素改變或脫離等。

4．非接觸眼壓計檢查

主要是判斷眼壓，是否正常或青光眼、角膜較厚；另外還可查晝夜眼壓來判斷是否開角型青光眼。

5．眼底照相檢查

它可以更直觀觀察眼底的病變，如：①視網膜屏障的破壞是否有出血、滲出、水腫及玻璃體積血；②視網膜色素改變，視網膜色素上皮層（RPE）對損傷的反應；③視網膜增殖性病變：出血、外傷、炎症可形成視網膜裂孔及增殖性病變形成視網膜前膜；④視網膜乳頭血管病變；⑤視網膜脫離及腫瘤。

6．光學相關斷層掃描（OCT）檢查

它用於眼前節（角膜厚度及病變、前房角寬窄）和眼後節（黃斑部病變、視乳頭病變、視網膜神經纖維層厚度分析及動態監測、對視乳頭杯盤比動態監測）的檢查。

7．視野計檢查

用來普查及特殊職業人員體檢，檢查可疑青光眼者、確診青光眼回診情況，檢查神經科疾患、視路疾患和黃斑部病變。

8．色覺檢查

因職業或從事特殊工作必須體檢者；色盲者或色盲家族史者；一些視網膜和視神經疾病患者，如顱腦疾病、全身疾病、中毒及青光眼患者。

【檢查步驟】

（1）視力檢查：受檢者距離視力表5公尺遠，先檢查右眼後檢查左眼，每個字母辨認時間2～3秒。

（2）裂隙燈檢查：受檢者坐在裂隙燈前，調整座椅、檢查臺、下顎托高度，使受檢者下顎置於下顎托上，前額貼於額帶上；前後、左右及上下調節操縱桿使裂隙燈光線聚焦於檢查部位，由前到後的順序進行檢查。依次眼瞼、淚器、結膜、角膜、前房、房水、瞳孔、虹膜、晶狀體。

(3) 檢眼鏡檢查：受檢者端坐向前方注視，檢眼鏡距受檢眼 10 ～ 20cm，分別檢查後部玻璃體、視神經乳頭，再沿血管走行觀察視網膜後極部，最後檢查黃斑部。

(4) 非接觸眼壓計檢查：受檢者坐在眼壓計前，將其額部貼在額帶上，向前注視，盡量睜大眼睛。調節手柄，將眼壓計對準待測眼角膜，眼壓計顯視屏上自動顯示待測眼眼壓。將測量結果影印出來。

(5) 眼底照相檢查：受檢者坐在眼底照相機前，調整座椅、檢查臺、下顎托，使受檢者下顎置於下顎托上，前額貼於額帶上；前後、左右及上下調節操縱桿使光線透過瞳孔聚焦於視網膜上，進行彩色拍攝（拍攝模式有彩色、紅光、綠光、藍光、螢光）；立體拍攝拼圖（圖 9-1）。檢查角度（有 45°和 30°）拍攝，分析並影印。

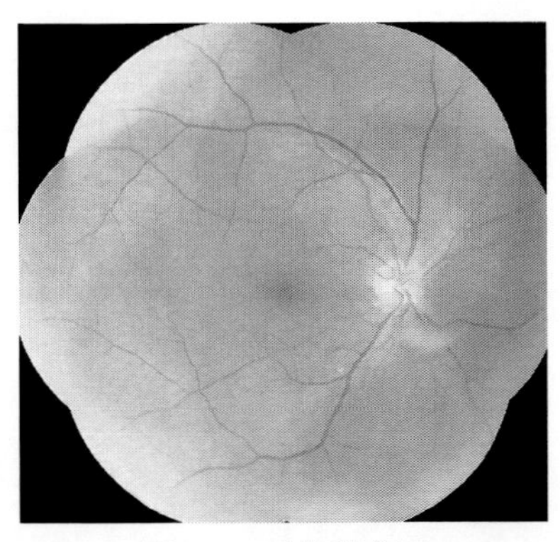

圖 9-1　正常眼底圖

(6) 光學相關斷層掃描 (OCT) 檢查：受檢者坐在 OCT 前，調整座椅、檢查臺、下顎托，使受檢者下顎置於下顎托上，前額貼於額帶上；前後、左右及上下調節操縱桿將光線透過瞳孔射入眼底，選擇適當掃描方式開啟掃描；分析數據並影印檢查報告。

(7) 視野計檢查：開啟視野機，選擇恰當程式；遮蓋一眼，將受檢者頭部置於球殼前下顎托上，使其坐後，受檢眼固視於視野屏十字中心，告知受檢者每當察覺視野屏上出現閃亮光點時，請立即按壓一下手柄按鈕，不能漏按或多按，檢查過程中受檢眼始終保持注視正前方的固視點。檢查完畢視野機將自動記錄結果，存盤並影印。

(8) 色覺檢查：在明亮彌散光下展開檢查圖，受檢者雙眼距離圖 60 ～ 100cm；任選一組圖讓受檢者讀出圖上的數字或圖形；在 3 秒內讀出，最長不能超過 10 秒。檢查時不能戴有色眼鏡。

第一節　眼瞼疾病

一、瞼腺炎

【瞼腺炎報告解讀】

眼部檢查：裂隙燈觀察到眼瞼患處紅腫，有硬結，壓痛（+），多由葡萄球菌，特別是金黃色葡萄球菌引起的化膿性感染（困 9-1-1）。

實驗室檢查：檢查血白血球數和分類。白血球增多，分類。

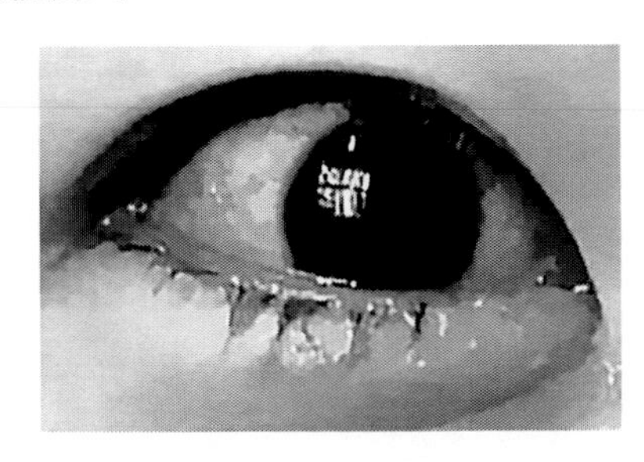

圖 9-1-1　瞼腺炎

【臨床表現】

患處有紅、腫、熱、痛急性炎症表現。患眼眼瞼可觸及硬結。伴有同側淋巴結腫大和觸痛。2 ～ 3 日後硬結逐漸軟化，有膿點時可自行破潰，隨後炎症減輕、消退。

【專家健康指導建議】

(1) 因為身體抵抗力低下、經常熬夜、髒手揉眼、飲食不當，容易引起感染。建議早期局部熱敷。每日 2 次，每次 15 ～ 20 分鐘。用抗生素眼液滴眼和塗抗生素眼膏。若局部炎症反應明顯，可口服抗生素藥物。到醫院眼科門診就診，若有膿腫形成，可切開引流。感染嚴重時需行手術治療。

(2) 平時一定要養成良好的生活習慣，注意眼部衛生，合理安排作息時間，矯正屈光不正，清淡飲食，預防感染。

二、瞼緣炎

【瞼緣炎報告解讀】

眼部檢查：裂隙燈觀察到瞼緣紅腫、充血、睫毛根部有痂皮、瞼內緣可見珍珠樣改變，多為葡萄球菌特別是金黃色葡萄球菌侵入並感染。

【臨床表現】

常見症狀有眼癢、眼紅、眼乾、燒灼感、流淚、異物感、畏光。瞼緣充血、眼瞼紅腫、結膜充血及睫毛痂皮。睫毛易脫落和睫毛倒插，但可再生。瞼板腺開口堵塞或引起麥粒腫或瞼板腺囊腫。慢性炎症引起角膜上皮病變。

【專家健康指導建議】

(1) 首先，建議尋找並消除引起疾病的病因和各種誘因，去除刺激因素。

(2) 其次，局部清潔瞼緣後塗抹抗生素眼膏，可熱敷 5 ～ 10 分鐘，點抗生素眼液，待炎症消退後需持續用藥 2 ～ 3 週，以防復發。

(3) 同時，可口服維生素 B_2、超音波燻蒸雙眼，目的溶解瞼板腺阻塞，預防乾眼。嚴重時建議專科治療。

三、病毒性瞼皮膚炎

【病毒性瞼皮膚炎報告解讀】

眼部檢查：裂隙燈觀察到眼瞼皮膚小泡，局部紅腫、發癢，伴有疼痛，病毒感染（單純疱疹、帶狀疱疹）。

(1) 單純疱疹病毒性瞼皮膚炎：由單純疱疹病毒 I 型感染引起，病毒潛伏在體內，上呼吸道感染、緊張、勞累後也可引發，且容易復發。

(2) 由水痘 - 帶狀疱疹病毒感染了三叉神經的半月神經結或三叉神經第一支所致。然後病毒潛伏，抵抗力下降、容易復發。

【臨床表現】

(1) 單純疱疹病毒性瞼皮膚炎：常有感冒發熱史。自覺眼瞼患處刺癢和燒灼感。眼瞼或瞼緣部出現多個針尖大小、半透明的疱疹，7 日後結痂，不留痕跡。鼻翼皮膚及唇部也可出現疱疹。嚴重者耳前淋巴結腫痛。

(2) 帶狀疱疹病毒瞼皮膚炎：多有發熱、

乏力、全身不適的前驅症狀。隨後病變區出現神經痛和皮膚知覺減退。數日後出現額部和眼瞼皮膚潮紅、腫脹，出現一簇的透明的小泡。結痂後皮膚出現永久性的瘢痕。病變局限單側，以顏面正中為分界線。常合併角膜炎、虹膜炎。

【專家健康指導建議】

(1) 適當的休息，提升身體免疫力。必要時給予鎮痛劑或鎮靜劑。患處可塗抗病毒眼膏。若繼發感染可用抗生素治療。

(2) 伴有角膜炎、虹膜炎時，按角膜炎虹膜炎治療。輔助治療包括維生素 B_1 或維生素 B_{12} 等治療。

四、瞼內翻

【臨床表現】

先天性常為雙眼，痙攣性和瘢痕性均為單眼。瞼板，特別是瞼緣部向眼球方向捲曲。睫毛內翻摩擦角膜，角膜上皮可脫落，螢光染色(+)。患眼有畏光、流淚、刺痛、眼瞼痙攣等症狀。

【專家健康指導建議】

(1) 先天性的族群隨著年齡增加可自行消失，無須手術治療。

(2) 痙攣性的可行手術切除多餘的鬆弛皮膚和切斷部分眼輪匝肌纖維。瘢痕性的必須手術治療，可採用瞼板楔形切除術。

【瞼內翻報告解讀】

眼部檢查：裂隙燈觀察瞼緣向眼球方向捲曲，並常與睫毛倒插同時存在。可分為三類：

(1) 先天性瞼內翻：多見嬰幼兒。

(2) 痙攣性瞼內翻：常見老年人。

(3) 瘢痕性瞼內翻：主要由結膜炎造成的，此外結膜燒傷也可以發生。

五、瞼外翻

【瞼外翻報告解讀】

眼部檢查：裂隙燈觀察眼瞼緣向外翻轉離開眼球，結膜暴露常合併瞼裂閉合不全，可分為三類：

(1) 瘢痕性瞼外翻：皮膚面瘢痕性收縮所致。

(2) 老年性瞼外翻：為老年人眼輪匝肌功能減弱，眼瞼皮膚及外眦韌帶較鬆弛，使瞼緣不能緊貼眼球所致。

(3) 麻痺性瞼外翻：僅限於下眼瞼，由於面神經麻痺，眼輪匝肌收縮功能喪失所致。

【臨床表現】

輕者僅有瞼緣離開眼球，重者則瞼緣外翻，部分結膜暴露在外，使瞼結膜失去淚液溼潤，造成局部結膜充血、分泌物增加、高度肥厚、淚溢。嚴重的造成閉合不全，角膜失去保護，角膜上皮乾燥脫落，導致暴露性角膜炎或潰瘍。

【專家健康指導建議】

(1) 瘢痕性瞼外翻需要手術治療。

(2) 老年性瞼外翻可行整形手術。

(3) 麻痺性瞼外翻關鍵在於治療面癱，可塗用眼膏。

六、睫毛倒插

【睫毛倒插報告解讀】

眼部檢查：裂隙燈觀察眼瞼睫毛不規則生長，由於瞼內翻各種因素造成的睫毛倒插，如結膜炎、瞼緣炎、瞼腺炎、瞼外傷或瞼燒傷等。

【臨床表現】

睫毛倒插多少不一，少的僅 1 ～ 2 根，多則全部睫毛受累。常有眼痛、流淚和異物感。睫毛長期摩擦眼球後，導致結膜充血、角膜淺層混濁。

【專家健康指導建議】

(1) 僅有 1 ～ 2 根睫毛倒插，可用拔睫鑷拔除。在 2 ～ 3 週睫毛倒插會再生，可再次拔除。

(2) 也可以採用電解法，破壞睫毛倒插的毛囊。減少睫毛倒插再生。睫毛倒插較多時，可手術矯正。

第二節　淚器疾病

一、淚道阻塞

【臨床表現】

流淚可造成內眦皮膚潮紅、粗糙，甚至出血糜爛。常伴有結膜炎、溼疹性皮膚炎。淚道沖洗不通或不暢，沖洗液可逆流，甚至有分泌物或膿性分泌物。

【淚道阻塞報告解讀】

眼部檢查：裂隙燈觀察到淚點、淚小管、淚囊、鼻淚管等部位的阻塞，因先天因素、創傷、燒傷、炎症黏連、異物、腫瘤或手術後瘢痕等造成。

【專家健康指導建議】

(1) 淚小點阻塞可以用淚點擴大器擴大淚點。淚小管阻塞先滴用抗生素眼液，再用淚道探針探通。

(2) 淚囊鼻淚管狹窄阻塞先滴用抗生素眼液，再用淚道探針探通或採用雷射淚道疏通術治療。

(3) 伴有慢性淚囊炎者行鼻腔淚囊吻合術。

二、慢性淚囊炎

【臨床表現】

淚溢，並有黏液或膿性分泌物自淚小點溢出。擠壓淚囊區有分泌物溢出，有輕度壓痛，淚小管堵塞者可觸及囊性腫塊，即黏液性囊腫。沖洗淚道不通暢，並有黏液或膿性分泌物逆流。可見結膜充血，下瞼皮膚出現溼疹。

【慢性淚囊炎報告解讀】

眼部檢查：淚道外傷、鼻炎、鼻中隔偏曲、下鼻甲肥大等，由於淚液瀦留於淚囊內，伴感染或阻塞，常見致病菌為肺炎雙球菌、鏈球菌、葡萄球菌等，多見中老年女性。

【專家健康指導建議】

(1) 眼部滴用抗菌眼液，每日 4～6 次，滴眼藥前先擠出分泌物。可用生理鹽水 + 抗生素眼藥水沖洗淚道，每週 1～2 次。

(2) 在上述治療的基礎上，待淚囊沖洗乾淨後可採用雷射淚道疏通治療。

(3) 上述治療無效時，可行手術治療。常採用鼻腔淚囊吻合術。

第三節 結膜疾病

一、乾眼

【臨床表現】

有乾澀感、異物感、眼刺激感或燒灼感、眼癢、眼紅、視物模糊、視疲勞等症狀。對煙霧、風、熱、溼度低或長時間用眼等敏感。單眼或雙眼發病。淚膜破裂時間縮短，＜ 10 秒。淚液分泌試驗 (Schirmer test)：≤ 10mm/5min。淚河高度：＜ 1 mm。結膜囊和角膜前淚膜中有較多黏液或分泌物碎屑，角膜有絲狀物附著。

【專家健康指導建議】

(1) 物理治療是透過清潔瞼緣、熱敷、按摩眼瞼使瞼板腺開口通暢、腺體排出正常。

(2) 滴人工淚液。

【乾眼報告解讀】

1．眼部檢查

眼部有異物感、灼傷感、眼癢等症狀，裂隙燈觀察結膜充血、螢光染色可見結膜、角膜點狀染色 (+)，淚河＜ 1mm，淚膜破裂時間＜ 10 秒，是由淚液品質或動力學異常導致的淚膜不穩定而引起的眼表病變的一類疾病。根據病因分四類：

(1) 水樣液缺乏性乾眼症（淚腺功能低下所致）。

(2) 黏蛋白缺乏性乾眼症（Stevens-Johnson 症候群和化學燒傷所致）。

(3) 脂質性缺乏性乾眼症（瞼板腺功能障礙引起）。

(4) 淚液動力學異常乾眼症（眼瞼缺損、瞼內外翻導致）。

2．實驗室檢查

血清學檢查、類風溼因子。

(3) 消除致病因素。

(4) 睡眠時塗眼膏。

(5) 超音波燻蒸溶解瞼板腺阻塞；環孢霉素眼藥水可促進淚液分泌。

(6) 淚道栓塞術治療中重度乾眼。也可用溼房鏡。嚴重患眼可試行頷下腺移植手術。

二、急性細菌性結膜炎

【臨床表現】

發病急，潛伏期 1 ～ 3 天，兩眼同時或間隔 1 ～ 2 天發病。發病 3 ～ 4 天時病情達到高峰，以後逐漸減輕。眼紅、眼痛、流淚、異物感、灼熱感或刺痛感等。結膜表面分泌物，先為黏液性隨後是膿性分泌物。因分泌物多，早晨起床時睜眼困難。可能併發卡他邊緣性角膜浸潤或潰瘍。

【急性細菌性結膜炎報告解讀】

眼部檢查：裂隙燈觀察到眼瞼腫脹、結膜充血、分泌物等，常見病原菌為肺炎球菌、葡萄球菌、 Kock-Weeks 桿菌等。

實驗室檢查：結膜抹片和分泌物抹片，細菌培養 + 藥敏試驗。

【專家健康指導建議】

(1) 多見於春秋季節，發病急。本病具有自限性，病程 10 ～ 14 天痊癒。用藥後 1 ～ 3 天恢復。

(2) 分泌物多時，以生理鹽水或 3% 的硼酸水沖洗結膜囊。選用敏感的抗生素眼藥水，睡前塗抗生素眼膏，切勿包紮患眼。併發角膜炎時按角膜炎處理。

(3) 嚴格處理個人和團體衛生。在與醫護人員接觸之後必須洗手消毒，以防交叉感染，嚴格消毒使用過的醫療器皿。

三、急性出血性結膜炎

【急性出血性結膜炎報告解讀】

眼部檢查：有眼紅、異物感、眼痛等症狀，裂隙燈觀察眼瞼腫脹、結膜充血明顯，有的還伴有結膜下出血，是由 8、19、29 和 37 型腺病毒引起的傳染病。

實驗室檢查：分泌物塗片鏡檢。

【臨床表現】

潛伏期短，約 24 小時內發病。多為雙眼，一般持續 10 天左右。有畏光、流淚、眼紅、異物感和眼痛等症狀。眼瞼紅腫、結膜充血、結膜下出血、瞼結膜濾泡明顯增生。有漿液性分泌物。部分患者有發熱、咽喉痛、耳前淋巴結腫大。

【專家健康指導建議】

(1) 傳染性極強，容易在夏秋季節、人口稠密、衛生差的地區暴發流行。以眼部治療為主，滴抗病毒眼藥水或凝膠，當有角膜浸潤時，可滴用糖皮質素眼藥水。為預防細菌感染，可用抗生素眼藥水。眼部冷敷和使用血管收縮劑，可緩解症狀。發病後 7 ～ 10 天為傳染期，避免接觸患者的物品，如洗臉盆、毛巾、門把手、公用電話等。

(2) 不去公共場所游泳。不要用手揉眼睛，勤剪指甲，飯前便後勤洗手。

四、過敏性結膜炎

【過敏性結膜炎報告解讀】

眼部檢查：有眼癢、畏光、流淚及異物感等症狀，裂隙燈觀察可見眼瞼腫脹、眼瞼皮膚炎、結膜充血及水腫，結膜濾泡及乳頭。由於接觸藥物或其他抗原物質而引起（圖 9-3-1）。

實驗室檢查：過敏原檢測、皮膚試驗或抽血檢查過敏原。

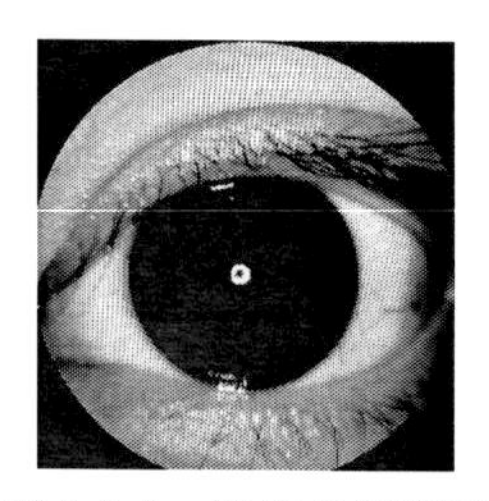

圖 9-3-1　過敏性結膜炎

【臨床表現】

眼癢、畏光、流淚、異物感和水性分泌物。眼瞼紅腫、結膜水腫、結膜乳頭。耳前淋巴結無腫大。眼癢使注意力不集中，影響學習和工作，形成症狀 - 生活 - 精神或心理的惡性循環。有失眠、心情差、精神分散等。

【專家健康指導建議】

(1) 消除過敏因素。

(2) 冷敷可以緩解症狀。滴用肥大細胞穩定劑及血管收縮劑。

(3) 對於病情較重者，滴用糖皮質素眼液，脫敏治療。

(4) 必要時可口服抗組織胺藥同時滴用人工淚液。花粉濃度高時，應減少外出，佩戴口罩和護目鏡。提前 2 週用抗過敏藥物。良好的睡眠可以減少過敏症狀。

五、結膜下出血

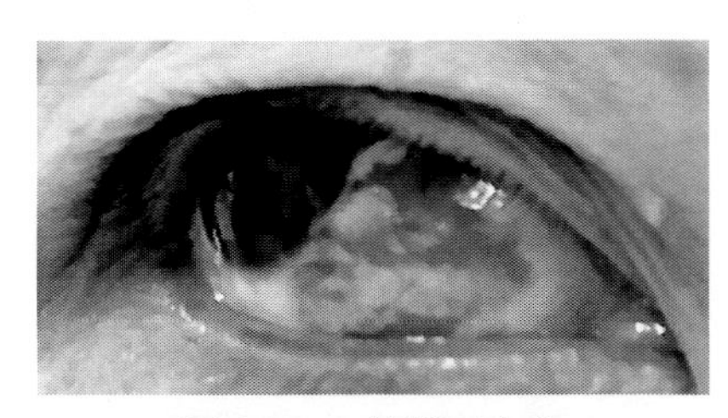

圖 9-3-2　結膜下出血

【結膜下出血報告解讀】

眼部檢查：裂隙燈觀察到結膜任何部位都可以發生結膜下出血，因腹內壓上升（如咳嗽、打噴嚏或便祕）導致靜脈壓升高，可由突然球結膜小血管破裂或滲透壓增加而引起（圖 9-3-1）。

實驗室檢查：血凝功能、血壓監測。

【臨床表現】

單眼發病，易發生於年齡較大的動脈硬化、糖尿病、血液病、外傷或某些傳染性疾病，出血部位鮮紅色，範圍不等，隨著血液的吸收逐漸變淺。出血一般在 7 ～ 12 天內自行吸收。無明顯症狀，當不明情況時，會造成精神緊張。

【專家健康指導建議】

(1) 若患者因出血而嚴重憂慮。醫生會作出相應解釋，消除顧慮。尋找出血原因，針對原發病進行治療。出血後局部冷敷，3 天後熱敷。每天 2 ～ 3 次，可促進血液吸收。

(2) 反覆雙眼出血時應除外血液病。

第四節　角膜及虹膜疾病

一、細菌性角膜炎

1．匐行性角膜潰瘍

【臨床表現】

多在角膜損傷後 48 小時內發生，病變發展迅速。眼部出現異物感、畏光、流淚和視力下降等症狀。角膜受損部位首先出現灰白色，隨之壞死脫落，形成潰瘍；潰瘍可以向周圍及深部進展，多潛於角膜基質中呈匐行性。

【專家健康指導建議】

(1) 應該及時做細菌培養 + 藥敏試驗。選擇敏感的抗生素。根據前房反應，選用散瞳劑，減少炎症反應。前房積膿明顯者可行前房穿刺術。

【匐行性角膜潰瘍報告解讀】

眼部檢查：可有異物感、畏光流淚、視力下降等症狀，裂隙燈觀察結膜混合充血、角膜水腫及潰瘍，主要由金黃色葡萄球菌、肺炎雙球菌、溶血性鏈球菌等毒力較強的細菌感染所致。

實驗室檢查：進行細菌培養 + 藥物敏感試驗。

(2) 口服維生素 B、維生素 C 有助於角膜潰瘍癒合。

(3) 藥物治療無效，角膜潰瘍發生穿孔者，應行角膜移植術。

2．銅綠假單胞菌性角膜潰瘍

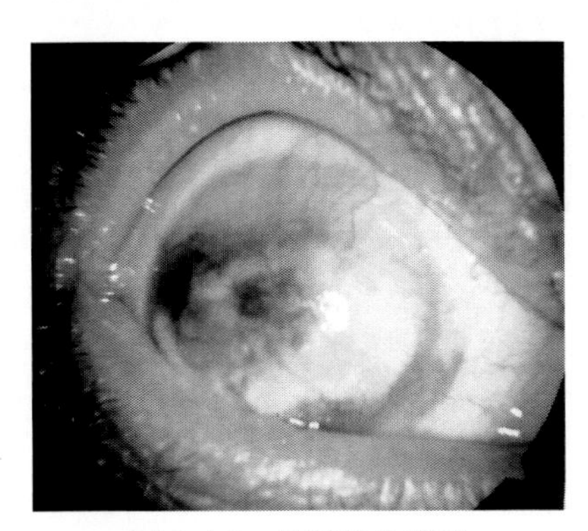

圖 9-4-1　細菌性角膜炎

【銅綠假單胞菌性角膜潰瘍報告解讀】

眼部檢查：眼部有劇烈疼痛、異物感、畏光流淚、視力下降等症狀，裂隙燈觀察到眼瞼水腫、結膜充血及水腫、角膜浸潤及潰瘍、黃綠色分泌物是該病的特點，主要由銅綠假單胞菌引起的化膿性角膜感染（圖 9-4-1）。

實驗室檢查：細菌培養 + 藥物敏感試驗。

【臨床表現】

潛伏期短，起病急、病情發展迅速。預後較差。眼部劇烈疼痛，畏光、異物感、流淚、眼瞼痙攣和視力減弱。眼瞼紅腫、結膜充血水腫、角膜病變處呈現灰白色浸潤，後彈力層可見皺褶。角膜浸潤區很快形成潰瘍，壞死的組織上附有黃綠色分泌物，不易擦去。前房內可有黃綠色積膿。若治療不及時很快發生角膜穿孔，甚至可以發生化膿性全眼球炎。

【專家健康指導建議】

(1) 急性期要用抗生素眼藥水滴眼。結膜下注射抗生素藥物。隨著病情控制，可以逐漸減少藥物次數。

（2）口服維生素 B、維生素 C 有助於角膜潰瘍癒合。

（3）藥物治療無效，角膜潰瘍發生穿孔者，應行角膜移植術。

二、病毒性角膜炎

1．單純疱疹性角膜炎

【單純疱疹性角膜炎報告解讀】

眼部檢查：眼部皮膚癢痛、畏光流淚、異物感等症狀和眼瞼、唇、鼻處皮膚可見小泡、局部紅腫。裂隙燈觀察到結膜充血、角膜可見點或樹枝狀浸潤，由單純疱疹病毒引起，該病毒分Ⅰ型和Ⅱ型，多數是由Ⅰ型引起，少數有Ⅱ型引起。因感冒、發熱、勞累或嚴重精神刺激易患該病。

實驗室檢查：細胞學檢查，檢測病毒抗體。分子生物學方法。

【臨床表現】

多見幼兒，有發熱、耳前淋巴結痛，唇、鼻翼處皮膚及眼部皮膚疱疹。有 2/3 人出現樹枝狀角膜炎，低於 10%的人有角膜基質炎和葡萄膜炎。抵抗力降低容易發生，復發感染。眼部出現輕度刺激症狀，有眼瞼痙攣、畏光、流淚及異物感，角膜知覺減退。因病毒感染後在三叉神經節潛伏，5 年內有 1/3 人復發，多次復發導致角膜混濁，影響視力。

【專家健康指導建議】

（1）眼部滴用抗病毒眼藥水（更昔洛韋凝膠）。必要時可口服抗病毒藥物（阿昔洛韋）。眼部還可以滴用抗病毒生物製劑（干擾素眼藥水）。眼部滴用抗生素眼藥水，預防繼發性細菌感染。當發生角膜基質炎可滴用糖皮質素。

（2）口服維生素 B、維生素 C 有助於角膜潰瘍癒合。併發虹膜睫狀體炎時眼部滴用散瞳劑。

（3）炎症穩定後根據角膜混濁程度及視力情況來判斷是否行角膜移植術。

2．帶狀疱疹性角膜炎

【臨床表現】

眼瞼皮膚出現串珠樣疱疹，一般不超過中線，疼痛明顯。角膜淺層小泡或類似於單純疱疹性樹枝狀角膜炎水腫、浸潤。嚴重者合併虹膜炎、鞏膜炎，部分病例可發生繼發青光眼。

【專家健康指導建議】

(1) 眼部滴用抗病毒眼藥水（更昔洛韋凝膠）。連續 10 ～ 14 天。眼部滴用抗生素眼藥水，預防繼發性細菌感染。發生角膜深層病變，滴用糖皮質素。

(2) 併發虹膜睫狀體炎時，眼部滴用散瞳劑及口服消炎痛。口服維生素B_1和B_{12}等藥物，促進神經營養的恢復。

【帶狀疱疹性角膜炎報告解讀】

眼部檢查：三叉神經分布區域的皮膚燒灼感、疼痛劇烈、畏光流淚、異物感等症狀和不過中線的皮膚出現串珠樣疱疹，裂隙燈觀察到眼瞼、結膜、眼球充血，隨後由水痘 - 帶狀疱疹病毒感染所致，伴發角膜炎和葡萄膜炎。

三、角膜內皮膚炎

【臨床表現】

單眼發病，起病比較急，眼紅、眼痛、畏光、流淚、視力下降。角膜基質水腫邊界清楚，角膜散在的沉澱物（KP）。累及全層角膜，外觀呈毛玻璃樣。沒有角膜浸潤和新生血管。伴有虹膜炎的症狀及眼壓升高。

【專家健康指導建議】

(1) 抑制單純疱疹病毒增生、消除單純疱疹病毒抗原（抗病毒藥物的使用）。減輕炎症反應和免疫反應（糖皮質素使用）。局部用藥

【角膜內皮膚炎報告解讀】

眼部檢查：裂隙燈觀察到角膜水腫、累及全層角膜，外觀呈毛玻璃樣，邊界清晰、角膜後 KP、伴有虹膜炎的症狀、眼壓可以升高。是由單純疱疹病毒感染引起。

實驗室檢查：檢測房水。

和全身用藥。

(2) 防止復發、恢復視力（抗病毒+糖皮質素）。

四、虹膜睫狀體炎

【虹膜睫狀體炎報告解讀】

眼部檢查：眼紅、眼痛、視力下降等症狀，裂隙燈觀察結膜睫狀充血、角膜後細小的KP及房水浮游物、虹膜結節是該病的特點。大多數是無菌性炎症反應，可能與強直性脊柱炎、反應性關節炎、白塞病、創傷等關聯。

實驗室檢查：血沉和結核菌素試驗，對房水、玻璃體進行塗片和培養以確定病原體。

【臨床表現】

眼紅、眼痛、畏光、流淚及視物模糊。球結膜睫狀充血。角膜後有沉澱物（KP），房水中有浮游細胞。虹膜結節（Koeppe/Busacca結節）是該病的特點。虹膜色素脫失或萎縮，前房有積膿多見於Behcet病。虹膜前後黏連和瞳孔的改變、前房角的改變（前房角結節、新生血管）、眼壓升高、晶體前囊色素沉著、前玻璃體細胞和混濁、囊樣黃斑部病變和視乳頭水腫。

【專家健康指導建議】

(1) 滴用糖皮質素眼液和非類固醇眼液，抗炎。滴用散瞳劑。

(2) 防止瞳孔黏連。口服消炎痛。減輕房水浮游細胞。炎症消退，視力恢復。

第五節　白內障

一、先天性白內障

【先天性白內障報告解讀】

眼部檢查：視力下降或正常、屈光的改變，裂隙燈觀察晶狀體如圓形、盤狀、核狀等混濁。是由於遺傳和孕期頭3個月宮內病毒性感染引起。

【臨床表現】

單眼或雙眼發生；多數為靜止性的；晶狀體混濁部位、形態和程度不同。

【專家健康指導建議】

先天性白內障不影響視力的不需要治療，出現影響視力的情況應儘早手術治療。手術目的是恢復視力，減少弱視和盲目的發生。

二、老年性白內障

【老年性白內障報告解讀】

眼部檢查：視力下降，裂隙燈觀察晶狀體皮質混濁、核性混濁和後囊膜下混濁。隨著年齡增加患病率明顯增加（圖 9-5-1）。

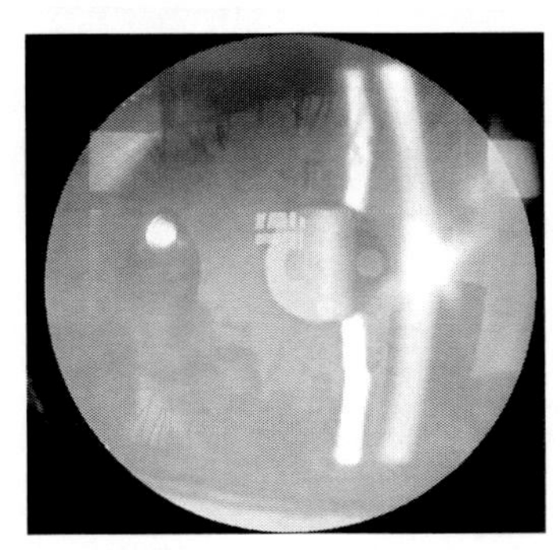

圖 9-5-1　白內障

【臨床表現】

症狀：視力下降、對比敏感度下降、屈光改變、單眼複視、眩光、色覺改變、視野缺損。

體徵：

（1）皮質性白內障（分為四期）：

初發期：裂隙燈下可見晶狀體皮質空泡和水隙形成從周邊向中央擴大形成輻射輪狀混濁。

膨脹期：晶狀體混濁加重，皮質吸水腫脹，晶體體積增大，前房變淺（易發生閉角性青光眼）。

成熟期：晶狀體完全混濁，呈乳白色混濁。

過熟期：成熟期白內障未及時手術治療，進一步發展進入過熟期，晶狀體呈棕黃色。

（2）核性白內障：核的混濁進展緩慢，隨

著病程進展核的顏色逐漸加深。眼底不能窺視。

（3）後囊膜下白內障：後囊膜下由許多黃色小點、小空泡甚至形成鍋底狀混濁。

核硬度分：Ⅰ度：透明、無核、軟性；

Ⅱ度：核呈黃白色或黃色，軟核；

Ⅲ度：核呈深黃色，中等硬度核；

Ⅳ度：核呈棕色或琥珀色，硬核；

Ⅴ度：核呈棕褐色或黑色，極硬核。

【專家健康指導建議】

（1）對視力影響不大時，一般不需要治療，定期回診觀察；減少使用電子產品（如電腦、手機）。

（2）減少戶外活動，防止紫外線的照射，必須佩戴太陽鏡。明顯影響視力時，應儘早選擇晶狀體切除術。

（3）手術前必須提前 3 天點抗生素滴眼，術前沖洗結膜囊和淚道。術後盡量不要按壓眼球，以免人工晶體脫位。3 個月後可驗光。

（4）白內障術後發生後囊混濁（後發性白內障）時，可用 YAG 雷射治療，恢復視力。

三、外傷性白內障

【外傷性白內障報告解讀】

眼部檢查：視力下降，裂隙燈觀察晶狀體混濁，是由於眼球鈍挫傷、穿通傷、爆炸傷、化學傷和輻射性引起的晶狀體混濁。

【臨床表現】

（1）鈍挫傷性白內障：有晶體前表面 Vossius 環混濁，嚴重時晶體囊膜破裂形成白內障。

（2）穿通性白內障：眼球穿通傷引起晶體

囊膜破裂水分滲入晶體導致混濁。

(3) 爆炸傷性白內障：爆炸時氣浪引起類似鈍挫傷所致的晶體損傷。

(4) 化學性白內障：鹼燒傷的鹼性化合物快速滲透眼球內部，迅速導致白內障。

(5) 輻射性白內障：包括 X 光、紅外線、紫外線等誘發急性白內障。

【專家健康指導建議】

(1) 影響視力不大的，可回診觀察。晶體皮質突入前房，可用糖皮質素、非類固醇消炎藥及降眼壓藥物治療。炎症消退後行白內障摘除術。

(2) 經治療炎症反應不減輕，或眼壓升高不能控制，應及時摘除白內障。

(3) 由於外傷性白內障多為單眼，白內障摘除後應盡可能同時植入人工晶體，恢復立體視覺，減少盲目的發生。停止接觸放射線。

四、代謝性白內障

【臨床表現】

(1) 糖尿病白內障：與老年性白內障相似，但是發生較早，進展較快，容易成熟。常為雙眼發病，灰色或藍色雪花樣或點狀混濁，可伴有屈光改變。

(2) 手足抽搐性白內障：有手足抽搐、骨質軟化，雙眼晶體皮質輻射狀混濁，間歇發作

【代謝性白內障報告解讀】

眼部檢查：視力下降，裂隙燈觀察晶狀體混濁。是由於：①血糖升高使晶體滲透壓增加而吸收水分，纖維腫脹變性導致的混濁；②血清鈣過低引起混濁。

實驗室檢查：血糖檢測、血鈣檢測。

低血鈣。

【專家健康指導建議】

治療全身性代謝疾病十分重要，糖尿病患者控制血糖是很重要的；對血鈣過低應給予足量的維生素 D、鈣劑，糾正低血鈣。

五、後發性白內障

【後發性白內障報告解讀】

眼部檢查：視力下降，裂隙燈觀察晶狀體後囊混濁，是由於白內障囊外摘除術後或外傷性白內障部分皮質吸收後所形成後囊膜混濁。

【臨床表現】

視力下降和視物變性。晶體後囊膜出現薄厚不均的機化組織。

【專家健康指導建議】

(1) 影響視力時應及時行 YAG 雷射晶體後囊膜切開術。

(2) 如無條件實施雷射治療，可進行手術剪開後囊膜。

(3) 術後眼部滴糖皮質素或非類固醇眼液，預防炎症反應，並觀察眼壓的變化。

第六節　青光眼

一、原發性閉角型青光眼

【原發性閉角型青光眼報告解讀】

眼部檢查：裂隙燈觀察：前房周邊淺（1/2CT），大部分前房角關閉。眼壓檢查：眼壓可以是正常或升高。眼底檢查： C/D ＞ 0.6，視網膜乳頭神經纖維層變薄。視野檢查：視野正常或缺損。是由於周邊部虹膜機械性堵塞前房角，房水外流受阻而引起眼壓升高（圖 9-6-1）。

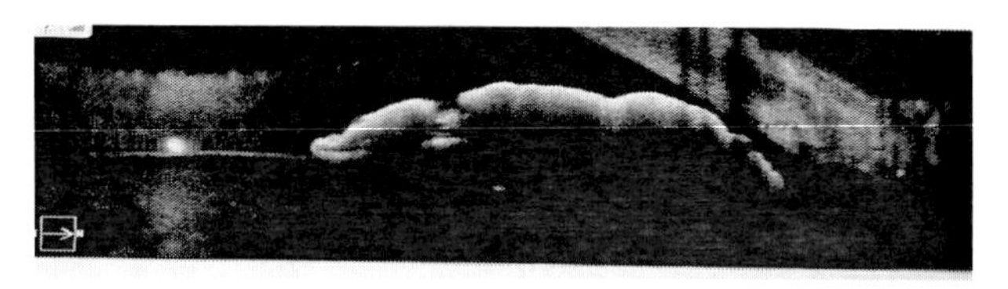

圖 9-6-1　前房角淺窄

【臨床表現】

多見於40歲以上的中、老年女性，情緒波動者易發病。解剖特徵有眼軸短、角膜小、前房淺、前房角淺窄、晶體厚好發病，常為遠視眼，具有遺傳傾向，雙眼可以先後發病。發病不同時期有不同臨床表現。

(1) 臨床前期：患者前房淺。前房角淺窄，可以無任何不適。

(2) 發作期：眼壓急遽升高，患者可有視物模糊、患側頭痛、眼痛、眼脹，伴有噁心、嘔吐等症狀，眼部結膜有混合充血、角膜水腫、瞳孔散大、對光反應消失。

(3) 緩解期：急性期經過治療後，眼壓恢復正常；症狀消失，視力可部分或全部恢復。

(4) 絕對期：急性期未得到及時恰當的治療轉為眼無光感，眼壓持續升高，視神經嚴重損害，可有大泡性角膜病變。

【專家健康指導建議】

應定期複診，了解眼壓、視乳頭和視野狀況；伴有白內障的閉角型青光眼應該及時行白內障摘除術+人工晶體植入術，達到前房加深，房角開放的治療效果。甚至可以聯合青光眼濾過性手術，才能較好地控制眼壓。

(1) 臨床前期：因無任何症狀，所以應儘快進行雷射孔治療。

(2) 發作期：挽救視功能和保護房角功能

是治療主要目的，全力搶救，在最短的時間內控制高眼壓，減少對視功能的損害並防止房角形成永久性黏連。其次，及時使用保護視神經的藥物（縮瞳劑和消炎藥物）。同時合併使用高滲脫水劑和抑制房水生成的藥物。如果治療3天內眼壓持續在50mmHg以上，則應考慮及時手術治療。

(3) 緩解期：繼續降眼壓藥物治療，以控制眼壓，阻止病程進展。

(4) 絕對期：以解除痛苦為主，可採用睫狀體冷凍或睫狀突雷射光凝術等降低眼壓，盡量避免因眼球摘除給患者帶來的精神痛苦。

二、原發性開角型青光眼

【原發性開角型青光眼報告解讀】

眼部檢查：裂隙燈檢查：前房深度正常，前房角開放。眼壓檢查：眼壓可以是正常或升高（眼壓有晝夜波動和季節波動）；眼底照相：C/D＞0.6，盤沿面積變窄，視神經盤旁有片狀出血，視網膜乳頭神經纖維層改變。視野檢查：視野正常或缺損（環形、鼻側階梯、管狀）等。是由於前房角始終開放的情況下，眼壓升高引起的視神經乳頭萎縮和視野缺損。該病具有遺傳因素（圖9-6-2）。

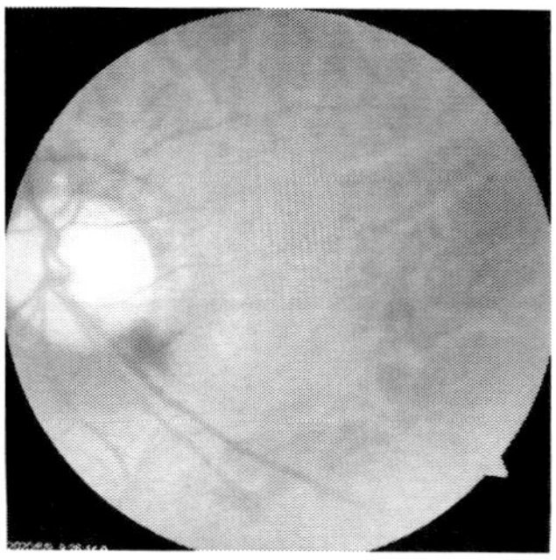

圖9-6-2　視神經盤出血

【臨床表現】

原發性開角型青光眼（POAG）通常雙眼患病，單眼發病時間不一。發病隱匿，進展緩慢，不易察覺。少數患者可有輕度眼脹、霧視、頭痛，多數患者無任何症狀。眼壓升高，眼壓波動幅度大。視神經乳頭青光眼性損害（視乳頭凹陷擴大、盤沿變窄或缺失、視乳頭或盤沿淺層出血、視網膜神經纖維層缺損、視野出現青光眼性缺損，包括旁中心暗點、弧形暗點、環形暗點、鼻側階梯和管狀視野或顳側視島）（圖 9-6-3）。

【專家健康指導建議】

（1）目前對於 POAG 治療無標準化治療方案，醫生應該對每一個患者進行詳細評估，確定其個體化治療方案。

（2）必須考慮的因素包括患者年齡、藥物禁忌（肺氣腫、哮喘、心臟傳導阻滯、心力衰竭、心跳過緩的患者應避免使用 β 受體阻斷劑）、眼部疾病（前列腺類藥物可加重單純疱疹性角膜炎與黃斑囊樣水腫）、藥物過敏史、舒適度、使用方法程度及患者依從性。

（3）最後，還應該考慮藥物安全性、藥物費用、用藥頻率、藥物副作用和藥物療效。對 POAG 患者定期複診，了解眼壓、視乳頭和視野狀況。對可疑青光眼每 3 個月或半年追蹤眼壓及視野的變化，避免損害視功能，保持生活品質。

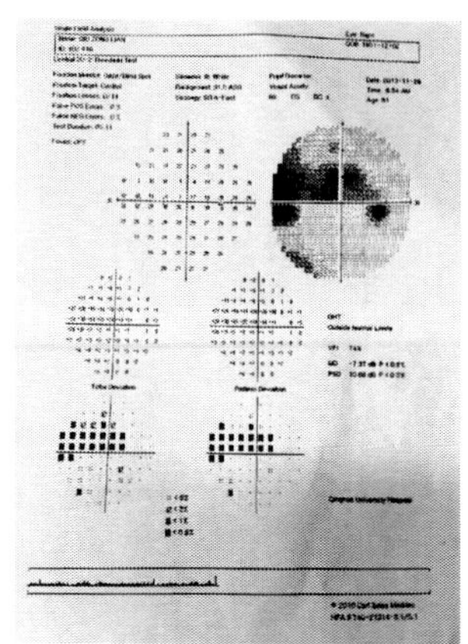
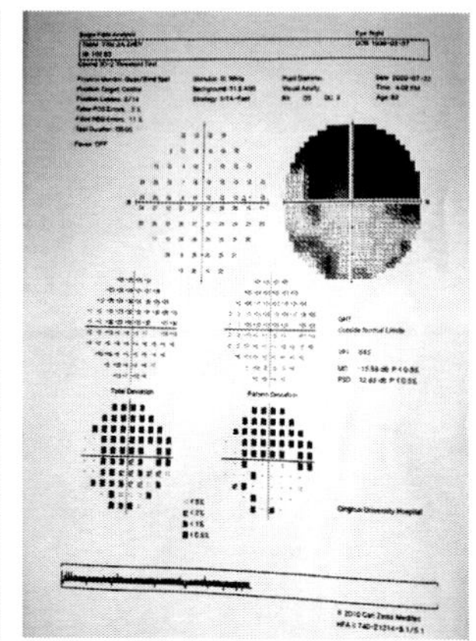

圖 9-6-3　青光眼視野缺損

三、青光眼睫狀體炎症候群

【青光眼睫狀體炎症候群報告解讀】

(1) 眼部檢查：視力正常或下降。裂隙燈檢查：角膜後羊脂狀 KP、房水有浮游物，前房角開放。眼壓檢查：眼壓可以是正常或升高，是一種特殊的急性、單眼發作、復發性葡萄膜炎。與病毒感染有關，病毒數值增加可能破壞血 - 房水屏障，導致房水流出受阻。

(2) 實驗室檢查：房水（巨細胞病毒）檢測。

【臨床表現】

主要見於 20 ～ 50 歲的青壯年，以睫狀體炎伴有明顯眼壓升高為特徵。可以無症狀。當眼壓升高時，可有輕度不適、眼紅、視力減退和霧視。起病甚急，單眼居多，可反覆發作，與勞累（尤其是腦力疲勞和精神緊張）、病毒感染有關。視力正常或輕度下降。眼壓升高在（40 ～ 60mmHg）混合性充血或睫狀充血，角膜後羊脂狀 KP 一個或幾個大小不等，輕度房水閃輝（+），房角為開角，預後較好。

【專家健康指導建議】

控制炎症，降低眼壓；盡量選擇 β 受體阻斷劑（因拉坦前列素可加重炎症反應）。反覆發作時有必要做房水病毒檢測。確認合併病毒感染應該用更昔洛韋藥物治療。

四、高眼壓症

【臨床表現】

多數人沒有任何臨床症狀。眼壓可以是正常或升高，眼壓＞ 21mmHg，房角開放，角膜厚度存在較大的變異。視神經乳頭和視網膜神經纖維層正常或視網膜乳頭神經纖維層改變。C/D 正常或 C/D ＞ 0.6。無視野缺損。

【專家健康指導建議】

應密切回診觀察，少數存在視功能損害，但進展緩慢。大多數不需要治療。存在高度危險險個體（高眼壓、角膜厚度變薄、 C/D 變大）必須治療。有視神經損害的需要雷射小梁成形術。

【高眼壓症報告解讀】

眼部檢查：視力正常。裂隙燈觀察角膜厚度檢查：角膜厚度（正常值 555 ～ 570μm）較正常值稍高，前房深度正常，前房角開放。眼壓檢查：眼壓可以正常或升高。眼底檢查：眼底未見異常。該病是不伴有視神經損害的病理類型。

第七節　視網膜及視神經疾病

一、中心視網膜靜脈阻塞

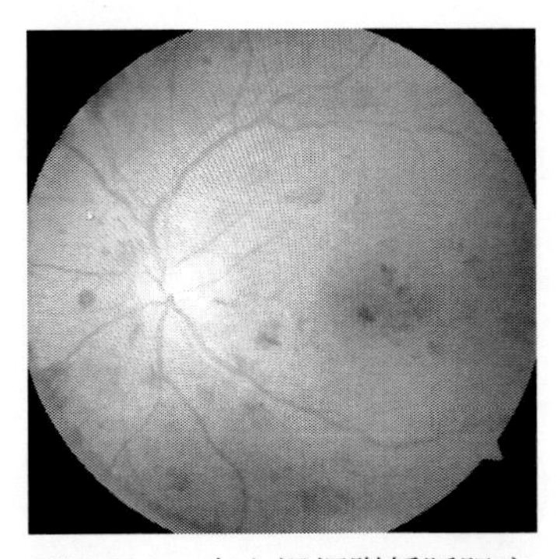

圖 9-7-1　中心視網膜靜脈阻塞

【中心視網膜靜脈阻塞報告解讀】

(1) 眼部檢查：視力正常或突然下降。眼壓檢查：眼壓正常或稍升高。眼底檢查：①缺血型：視網膜大量出血呈火焰狀，後極部較多，視乳頭旁視網膜水腫，視乳頭邊界不清，靜脈高度迂曲擴張，預後差；②非缺血型：黃白星芒狀硬性滲出、黃斑囊樣水腫、視物變形，預後良好。主要由高血壓、動脈粥狀硬化疾、糖尿病、高膽固醇血症和高脂血症等引起（圖 9-7-1）。

(2) 實驗室檢查：血常規；血小板計數；血脂、空腹血糖；全血黏著度。

【臨床表現】

發生於50歲以上的族群，最常見的病因是高血壓、動脈粥狀硬化疾、糖尿病、高膽固醇血症和高脂血症等。無痛性單眼突然視力下降。周邊視野可正常或有中心、旁中心暗點。眼底所見：分為缺血性和非缺血性。

(1) 視乳頭充血、邊界模糊。視網膜靜脈血流瘀滯，色暗紫、管徑不規則、顯著擴張。視網膜動脈硬化呈狹窄。

(2) 視網膜水腫視網膜布滿大小不等的出血斑，黃斑有囊樣水腫。

(3) 缺血性病變及預後較非缺血性病變嚴重。

(4) 缺血性的病程時間長，可以形成新生血管，後期可以併發新生血管性青光眼。

【專家健康指導建議】

全身治療高血壓、動脈硬化、高血脂、糖尿病、血液情況和感染病灶。早期使用抗凝藥物溶栓，降低血液黏稠度、減少血小板聚集。抗炎治療的同時可以用糖皮質素。中醫中藥治療，以活血化瘀為主。雷射治療：缺血性可做全視網膜光凝術，目的是防止新生血管和新生血管性青光眼。有黃斑水腫的可考慮抗血管內皮生長因子玻璃體腔內注射治療。保護視力、防止併發症的發生。

二、中心性漿液性脈絡膜視網膜病變

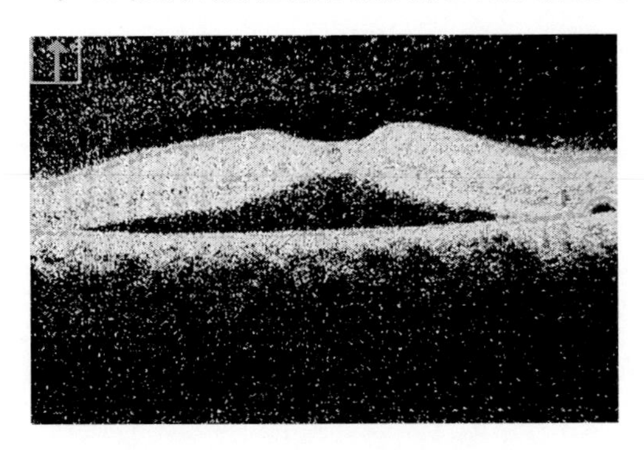

圖 9-7-2　神經上皮漿液性脫離

【中心性漿液性脈絡膜視網膜病變報告解讀】

眼部檢查：單眼視力下降。眼底檢查：中心視網膜滲出邊界清楚、視物變形。OCT 檢查：黃斑中心可見神經上皮層漿液性脫離。是由於感冒、過勞和情緒波動等誘發因素，多見於 20 ～ 45 歲青壯年，易反覆但有自限性傾向（圖 9-7-2）。

【臨床表現】

好發於年輕人、高強度精神和身體壓力導致交感緊張有關，還有報告與妊娠、實體器官移植和服用藥物（類固醇、西地那非和樟腦）有關，單眼突發輕至中度中心視力減退。視物變形、雙眼視物大小有差別，色覺減弱。黃斑後極部圓頂狀隆起提示神經上皮脫離（漿液性脫離）。可以遺留視物變形和小視現象。螢光造影檢查：病變區強螢光點逐漸擴大呈墨漬彌散型。

【專家健康指導建議】

本病為可自癒病變，應該積極尋找全身有無其他異常。口服維生素 B_1、維生素 C、維生素 E 等藥物，注射顯影劑身體抵抗力，避免過度疲勞和精神緊張。4 ～ 6 個月不吸收，可考慮行光凝術，也可以玻璃體腔藥物注射治療。

三、年齡相關性黃斑部病變

【年齡相關性黃斑部病變報告解讀】

眼部檢查：視力下降。眼底檢查：①乾性（AMD）：視網膜散在的玻璃膜疣，視網膜色素紊亂。②溼性（AMD）：視網膜黃斑部玻璃膜疣融合，黃斑部脈絡膜新生血管，視網膜及色素上皮層有漿液性及出血性脫離，視網膜下出血。滲出和機化瘢痕。發病可能與遺傳因素、環境影響、慢性光損傷、營養失調等有關（圖 9-7-3 至圖 9-7-4）。

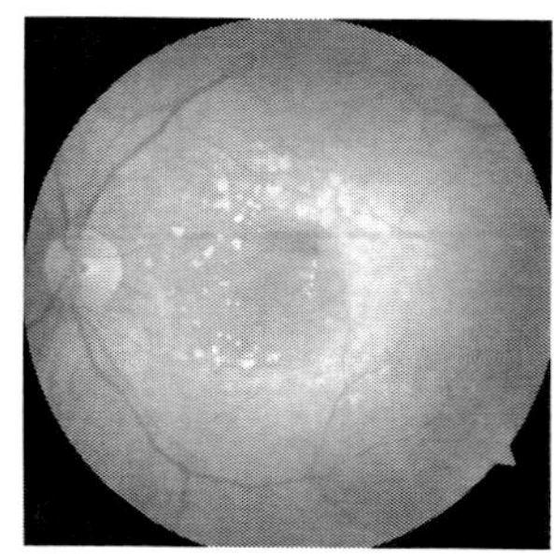

圖 9-7-3　乾性黃斑部病變

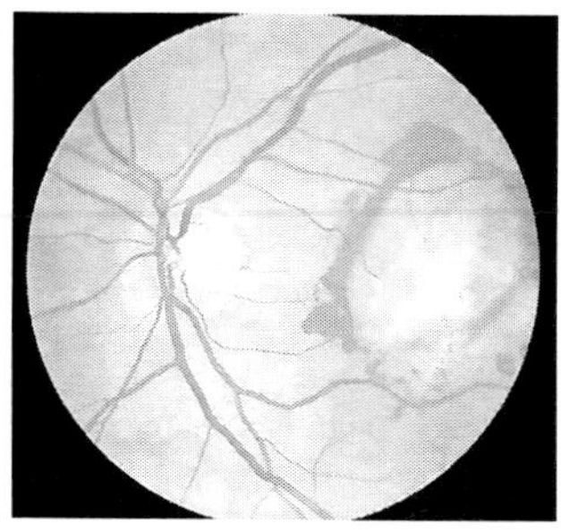

圖 9-7-4　溼性黃斑部病變

【臨床表現】

年齡相關性黃斑部病變（AMD），多起病於 50 歲以上，發病率隨年齡增加而增加。AMD 是環境因素和遺傳因素形成的複雜病變。其他因素包括高血壓、心血管疾病和吸菸。紫外線在發病中產生特定作用。建議避強光（戶外帶太陽鏡），口服葉黃素阻止病變進展，臨床分乾性和溼性 AMD。

（1）乾性 AMD 眼底改變：幾乎是雙眼發病，黃斑區色素紊亂，散在玻璃膜疣，視網膜色素上皮增生和萎縮。視力不受影響。

（2）溼性AMD眼底改變：隨著年齡增加，玻璃膜疣逐漸增多、擴大，相互融合，並集聚色素出現視物變形，黃斑部脈絡膜新生血管、視網膜及色素上皮有漿液或出血性脫離、視網膜下出血、滲出和機化瘢痕。

【專家健康指導建議】

（1）長期服用抗氧化劑食物（綠色蔬菜和紅酒）或口服維生素A、維生素C、維生素E、葉黃素等，可以降低風險。

（2）在預防AMD進展的其他對策中，包括戒菸、心血管疾病及其危險因素的合理控制和戴紫外線防護眼鏡。

（3）玻璃體腔注射抗血管內皮生長因子藥物，對控制溼性AMD有較好的療效。光動力學治療可以延緩發展。

四、黃斑部視網膜前膜

【臨床表現】

年齡超過50歲的患者常見。70%～90%為單眼發病。80%～90%發生玻璃體後脫離。16%視網膜前膜會出現黃斑水腫。視力下降，視物變形，中心光反射消失，視網膜表面呈金箔反光及視網膜皺褶。血管輕度扭曲，視網膜增厚（黃斑水腫）牽拉黃斑裂孔以及視網膜裂孔／脫離。

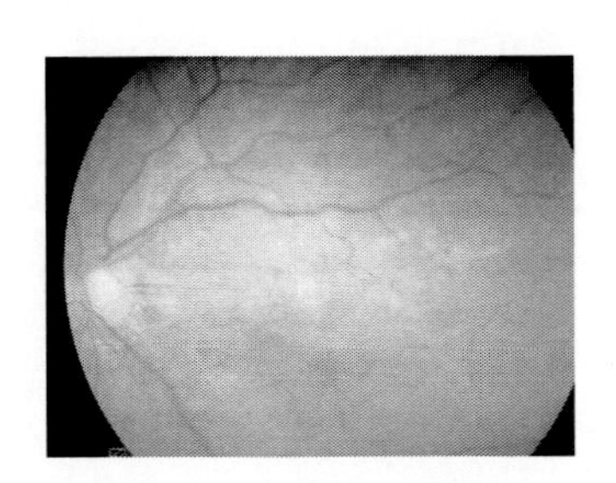

圖9-7-5　黃斑前膜眼底

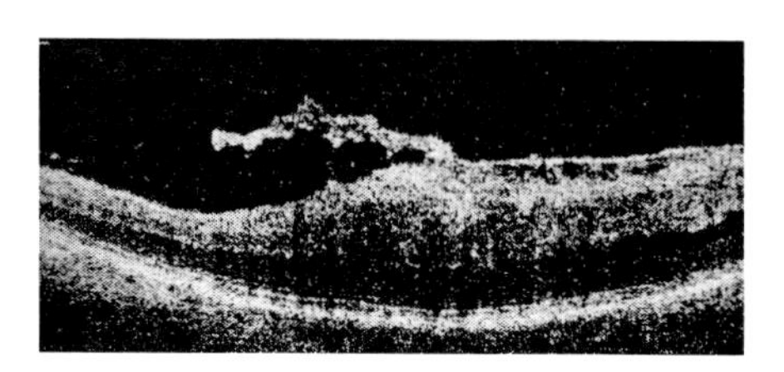

圖 9-7-6　黃斑前膜 OCT

【黃斑部視網膜前膜報告解讀】

眼部檢查：表現為視力下降或視物變形。眼底檢查：表現為視網膜黃斑部反光注射顯影劑，視網膜皺褶及血管迂曲，黃斑水腫，嚴重牽拉可造成黃斑裂孔。該結果是由於不明原因引起的視網膜黃斑纖維增生膜所致（圖 9-7-5 至圖 9-7-6）。

【專家健康指導建議】

（1）因為視網膜前膜常常呈自限性，應根據疾病的嚴重程度制訂相應的隨訪檢查計畫。當輕度視網膜前膜不影響或輕微影響視力時，可回診觀察，無須手術治療。

（2）視力減退，黃斑前膜明顯，伴有黃斑水腫時予以玻璃體手術剝離黃斑前膜。

（3）建議避強光（戶外戴太陽鏡），口服葉黃素，目的是阻止病變進展。

五、糖尿病視網膜病變

【糖尿病視網膜病變報告解讀】

（1）眼部檢查：視力下降。

眼底檢查：

①非增殖性病變：微血管瘤、點狀及圓形出血、硬性滲出、棉絮狀斑。

②增殖性病變：新生血管生成、玻璃體增殖性病變、黃斑水腫、視乳頭水腫。病變程度主要取決於病程的長短和血糖控制狀況。

（2）實驗室檢查：空腹血糖、糖化血紅素和血脂。

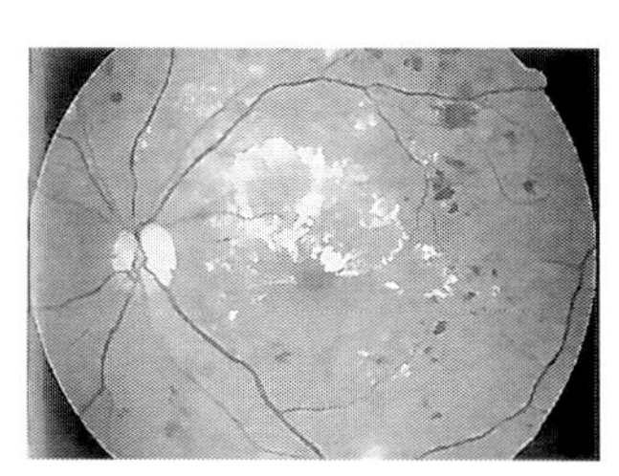

圖 9-7-7　糖尿病視網膜病變

【臨床表現】

視力減退，黃斑病變：黃斑區水腫、滲出、出血、缺血及增殖性病變、黃斑前膜等。視乳頭病變：視乳頭水腫、缺血和視乳頭新生血管生成（圖 9-7-7）。

(1) 非增殖性視網膜病變：

①早期出現微血管瘤、小點狀或圓形出血、硬性滲出、棉絮斑。

②視網膜血管病變：視網膜小動脈硬化、阻塞。視網膜靜脈充盈、擴張、管徑不規則和血管白鞘。毛細血管閉鎖、代償性擴張及視網膜內微血管異常，導致滲漏引起視網膜水腫。

(2) 增殖性視網膜病變：

①新生血管形成：開始出現在毛細血管無灌注區的邊緣。可沿血管生長，可與毛細血管、小動脈及小靜脈相連接，受牽拉易於破裂出血。

②玻璃體增殖性病變：新生血管使玻璃體產生後脫離。在玻璃體內形成纖維血管膜，其收縮、牽拉導致玻璃體出血、視網膜脫離，亦可形成視網膜前膜、黃斑皺褶等。

(3) 臨床分期：

①非增殖性。

Ⅰ期：微血管瘤或合併小點出血。

Ⅱ期：硬性滲出合併Ⅰ病變。

Ⅲ期：棉絮狀斑合併Ⅱ期病變。

②增殖性。

Ⅳ期：視乳頭病變。視乳頭水腫、缺血和視乳頭新生血管生成。

Ⅴ期：纖維血管增生，玻璃體機化。

Ⅵ期：牽拉性視網膜脫離。

【專家健康指導建議】

藥物治療：控制高血糖。同時治療合併有高血壓、高血脂及腎病等全身性疾病。雷射治療：

（1）非增生期：做局部雷射光凝。

（2）增生期：做全視網膜雷射光凝。

（3）冷凝治療：增生期有虹膜新生血管時，可考慮鞏膜外表面冷凝視網膜周邊部。

（4）手術治療：當嚴重的玻璃體出血、增殖性玻璃體視網膜病變引起牽拉性視網膜脫離、纖維增生膜已侵犯黃斑或發生視網膜裂孔等併發症時必須手術治療（圖 9-7-8）。

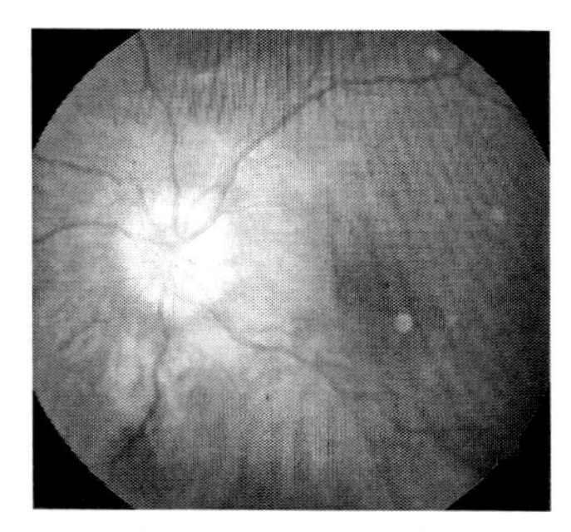

圖 9-7-8　視乳頭水腫

六、動脈硬化和高血壓視網膜病變

【臨床表現】

發病因素：高血壓、糖尿病、妊娠、肥胖、吸菸、心臟疾病、血脂異常、口服藥物（避孕藥和類固醇激素）、腎臟疾病。

體徵：

Ⅰ級高血壓性視網膜病變：早期動脈硬

【動脈硬化和高血壓視網膜病變報告解讀】

（1）眼部檢查：眼底檢查：Ⅰ級：小動脈稍細且反光。Ⅱ級：有動靜脈交叉狀。Ⅲ級：有動脈金、銀絲反光。Ⅳ級：出現視網膜黃斑病變。主要由高血壓、糖尿病、妊娠、肥胖、吸菸、心臟疾病、血脂異常、口服藥物（避孕藥和類固醇激素）、腎臟疾病引起。

（2）血壓的監測。

（3）實驗室檢查：血糖、血脂。

化，表現為異常發亮的小動脈反光。

Ⅱ級高血壓視網膜病變：滲出表現為視神經纖維層出血或點／片狀出血。AV 交叉處可出現 Salus（靜脈拱橋）、 Bonnet（靜脈壓斷）和 Gunn（動靜脈垂直交叉）的變化。

Ⅲ級高血壓性視網膜病變：Ⅱ級高血壓視網膜病變的體徵伴有動脈銅絲、銀絲樣反光。

Ⅳ級高血壓性視網膜病變：Ⅲ級高血壓性視網膜病變加雙側視乳頭水腫、黃斑星芒樣改變。

【專家健康指導建議】

（1）降低血壓是防治眼底病變最根本的對策。高血壓伴有全身性及視力模糊者，需做系統的原因檢查，針對其主要原因進行治療，如腎性高血壓、妊娠高血壓症候群等。

（2）口服維生素B_1、維生素C、維生素E、蘆丁、鈣劑等。使用中醫中藥治療。

七、視神經炎

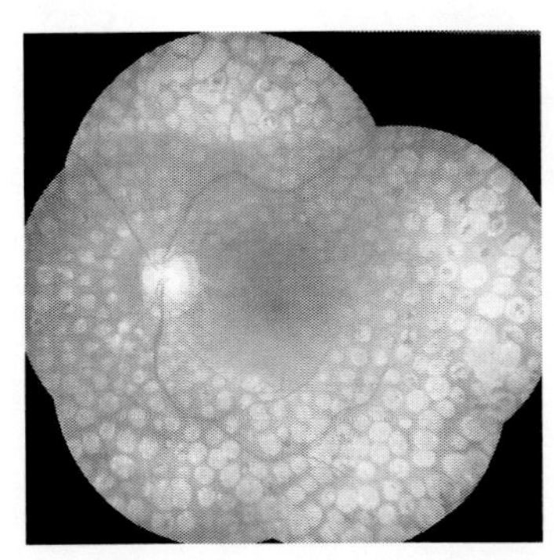

圖 9-7-9　視乳頭水腫

【視神經炎報告解讀】

（1）眼部檢查：視力急遽下降（多累及雙眼），眼球後疼痛及壓迫感。瞳孔檢查：瞳孔散大。眼底檢查：視乳頭輕度充血水腫及邊界模糊、視網膜靜脈迂曲擴張、視網膜水腫、滲出、出血。常見病因有腦膜、眼眶及鼻竇等炎症，葡萄膜炎、視網膜炎等眼內炎症，以及兒童期的某些傳染病如麻疹、腮腺炎、水痘等（圖 9-7-9）。

（2）實驗室檢查：血常規、血沉等。

（3）影像學檢查： MRI 檢查。

（4）腰椎穿刺檢查：確診感染。

【臨床表現】

多累及雙眼，可先後發病。發病初期，可有眼球後疼痛或壓迫感。視力急遽下降，嚴重者可致無光感。早期眼底可以視乳頭輕度充血、邊界模糊。隨著病情發展，視乳頭充血明顯、擴大、邊界極度模糊。乳頭隆起，視網膜靜脈擴張彎曲，動脈正常或較細；累及視網膜水腫、滲出和出血稱為視網膜炎。波及黃斑部滲出可呈扇形或星芒狀排列。患眼瞳孔常散大。有相對性傳入性瞳孔障礙。晚期視乳頭可出現繼發性萎縮。呈灰白色，邊界不清，視網膜中央動脈變細。視野檢查可見向心性縮小。嚴重者視野全盲。

【專家健康指導建議】

(1) 認真尋找病因，針對病因進行治療。

(2) 糖皮質素及抗菌治療：開始時全身給予大劑量糖皮質素。以後根據病情逐漸減量。

(3) 有感染者應合併使用抗生素及抗病毒藥物。支援療法：可給予維生素 B 類、肌苷、維生素 E 和菸鹼酸酯等營養神經和擴張血管性藥物輔助治療。盡量保護視功能。

第十章　口腔專科疾病介紹

口腔專科檢查是全身體檢的組成部分之一，主要是醫生透過物理檢查手段發現受檢者口腔頜面部皮膚、黏膜、牙齒等有無異常情況，提出診斷建議。在體檢前建議受檢者保持口腔清潔，在體檢過程中將平時口腔異常不適情況及時告知醫生，充分交流，以減少漏診漏檢的發生。

第一節　齲齒

【齲齒報告解讀】

齲齒，俗稱「蛀牙」。齲病是含糖食物（特別是蔗糖）進入口腔後，在牙菌斑內致齲菌的作用下，發酵產酸，這些酸（主要是乳酸）從牙面結構薄弱的地方侵入，溶解破壞牙的無機物而產生的牙齒硬組織缺損性損害。醫生透過臨床物理檢查，發現肉眼可見的齲齒並記錄牙位。

【項目介紹】

世界衛生組織已將齲齒與腫瘤、心血管疾病並列為人類三大重點防治疾病。因此齲齒是口腔專科的重點檢查項目之一（積水 -1-1）。

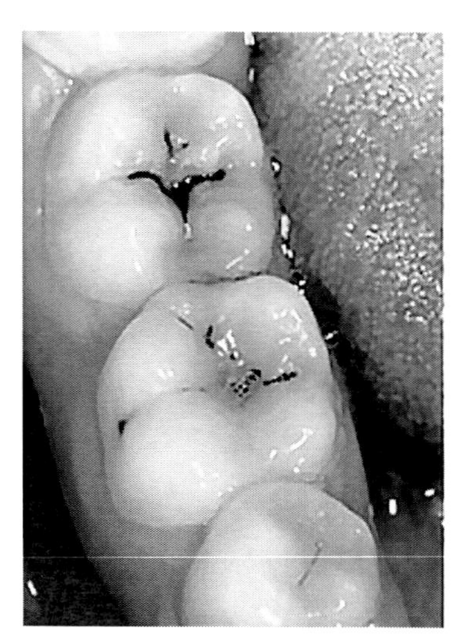

圖 10-1-1　齲齒

【影響因素／注意事項／臨床表現】

齲齒是牙齒本身的重要損害，如果不能及時阻止和控制其發展，會進一步損害牙髓，造成牙髓炎及根尖周炎。同時牙體組織逐步崩解，形成殘冠、殘根，直至消失造成牙齒缺失，影響人們正常的咀嚼功能及美觀，影響身心健康。

根據牙齒被損害的程度可分為淺齲、中齲和深齲。淺齲的損害發生在牙釉質或根面牙骨質層內，多數是在常規檢查時發現。患者一般無明顯自覺症狀，探診時亦無明顯反應。中齲：病變的前沿位於牙本質的淺層，臨床檢查可以看到或探到明顯的齲洞，或在 X 線照相時發現。探診時可有疼痛反應，患者多有自覺症狀，主要表現為在進食冷、熱或酸、甜食品時，刺激進入洞內引起暫時性敏感症狀。深齲：病變進展到牙本質深層，臨床上可觀察到明顯的齲洞，很深，接近髓腔，探診時疼痛更加明顯。患者有明顯與冷熱酸甜刺激後的敏感症狀，也可有食物嵌塞時的短暫疼痛症狀。

【專家健康指導建議】

患齲齒後應及時治療，防止齲洞變深變大，因為牙齒發生損害後無法自癒，只能依賴醫生給予修復治療。兒童不要等待換恆牙再治療，因為小兒齲齒容易併發嚴重疾病，並可能因患齲齒而影響孩子進餐，造成營養問題，影響到孩子的生長發育，還可因齲齒造成乳牙過早脫落影響恆牙萌出及排列不齊。

齲齒的病因是細菌、宿主、食物和時間多方因素的共同作用，但最主要的因素還是細菌因素和食物，一般人預防齲齒最直接的方法就是口腔環境的清潔衛生。因此，建議大家：

(1) 養成早晚刷牙、飯後漱口的習慣。刷牙時注意方法，要豎刷不要橫刷，即上牙向下刷，下牙往上刷，內外都要刷到。

(2) 少吃零食和糖果，尤其是睡前應禁止吃含澱粉和糖分的零食或吃糖，如果進食了這些食物一定要刷牙。

(3) 一顆健康的牙齒到形成明顯齲洞的過程大約是 1 ～ 2 年時間，因此定期每年做口腔檢查非常必要，發現齲齒及時治療。

(4) 未滿 16 歲中小學生可以定期到正規牙科醫院進行檢查，或是及早進行封閉牙齒易藏食物碎屑的窩溝，使用含氟牙膏、含氟泡沫漱口等預防齲齒。

(5) 及時矯正排列不齊的牙齒，注射顯影劑牙齒的自潔能力。

第二節　楔形缺損

【楔狀缺損報告解讀】

楔形缺損是指牙齒的硬組織因長期摩擦後在牙頸部形成的一個小缺口，因為這個缺口的外形酷似木匠的楔子，故得此名。

【項目介紹】

口腔專業常規牙齒疾病的檢查。

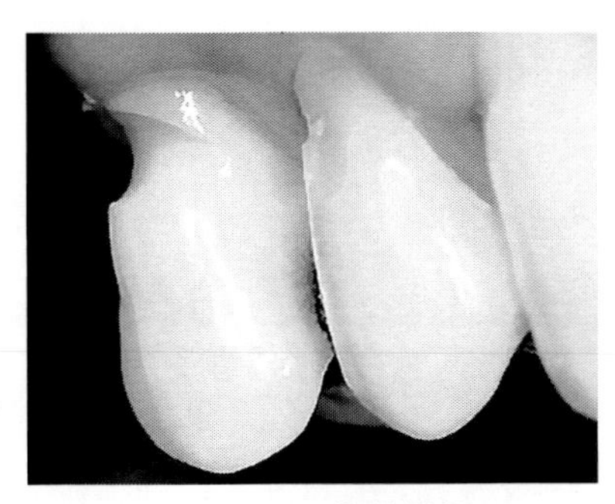

圖 10-2-1　楔狀缺損

【影響因素／注意事項／臨床表現】

一般認為這種缺損的形成，是由於使用硬毛牙刷，橫行刷牙而引起的，如使用的牙膏是劣質打磨料的牙膏，則硬牙刷毛用這種牙膏長期與牙齒摩擦，因牙齒頸部牙釉質較薄，抗磨能力較低，時間長了就形成了一個缺口。

楔形缺損較淺時可無症狀，較深時可表現為冷、熱、酸、甜及刺激痛，隨病情發展還可引發牙髓炎，出現劇烈自發痛。也有些患者由於進程緩慢、痛閾較高，可直至露髓而無明顯痛覺。楔形缺損還可伴有牙齦退縮，並可引起牙髓病、尖周病，嚴重者可致牙冠折斷。

【專家健康指導建議】

(1) 糾正不正確的刷牙方法，選用刷毛硬度適當、韌性較好、頂端圓鈍的牙刷，刷牙方向為上下方向，用力不宜過大。

(2) 對於組織缺損較少而無明顯症狀者可不予處理。出現牙本質感覺過敏者應做相應脫敏治療。缺損較大時應採用修復治療，可用樹脂、玻璃離子等充填物充填。出現牙髓、牙周疾病時應作相應治療。牙冠折斷者應根據病情及患者條件決定是否進行根管治療，保存牙根者視情況修復，不能保存牙根者應拔除後修復缺牙。

第三節　殘根、殘冠

【殘根、殘冠報告解讀】

牙齒由於齲壞、重度磨耗、外傷等原因而致使牙冠的大部分缺損，稱為殘冠，而牙冠基本缺失，僅剩餘牙根，稱為殘根。

【項目介紹】

口腔專業常規牙齒疾病的檢查。

【影響因素／注意事項／臨床表現】

一旦形成了殘冠、殘根，牙齒的髓腔、根管就暴露於口腔的有菌環境之中，細菌可以透過根管而到達根尖，形成根尖周圍炎，使牙齒成為病灶牙，進一步還可以引起全身的其他疾病。

殘根殘冠繼續發展，尖銳的殘破牙尖不斷刺激鄰近的口腔黏膜，造成創傷性口腔潰瘍，長期刺激引起局部組織上皮增生甚至惡變，形成口腔癌。

兒童乳牙的殘冠、殘根可能引起恆牙的牙釉質發育不全，遺留的殘根還可以引起恆牙萌出過早或過晚，影響恆牙萌出的時間和位置，導致牙列畸形。

【專家健康指導建議】

由於牙冠被破壞後留下的殘冠與殘根，可根據具體情況進行處理，並不是要絕對拔除或保留。有的殘根殘冠得到及時妥善處理，充分利用，會帶來很大的益處。

(1) 乳牙的殘冠、殘根，引起根尖周炎，或影響恆牙的萌出時，應予以拔除。

(2) 恆牙的殘冠、殘根，根尖周病損較大，牙周情況不良，或對口腔黏膜有長期慢性刺激時，應予以拔除。對於患有全身性疾病的高齡患者，不能承受拔牙手術，應去除尖聳、邊緣銳利的殘尖殘冠，將其磨光，以免刺激鄰近口腔黏膜。

(3) 牙周情況較好，根尖周病損不大的殘冠，可以先進行徹底的根管治療，然後可透過根管打樁進行修復，最後進行全冠修復恢復其外型和功能。

(4) 牙周情況較好，根尖周病損不大，牙根粗壯的殘根，可以先予徹底的根管治療，後進行樁冠修復，或保留進行覆蓋義齒修復。

第四節　牙齒排列不齊

【項目介紹】

口腔專業常規牙齒疾病的檢查（圖10-4-1）。

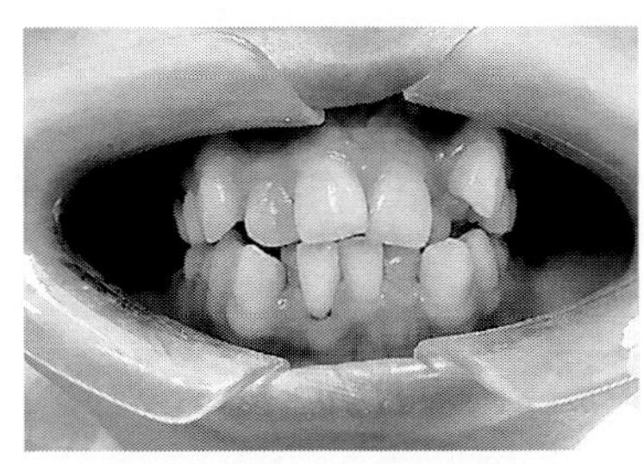

圖 10-4-1　咬合不正

【牙齒排列不齊報告解讀】

牙齒排列不齊是口腔錯䝼畸形常見的一種臨床表現。錯䝼畸形是由於先天和後天的各種因素作用於牙、頜、面軟硬組織造成形態改變的結果，這些因素透過對骨骼、肌肉及牙齒的影響，造成各式各樣的錯䝼表現。根據對引起錯䝼畸形的組織表現和定位分析，可分為牙性錯䝼、骨性錯䝼、功能性錯䝼和混合型錯䝼。

【影響因素／注意事項／臨床表現】

(1) 易患牙病：牙齒排列不整齊，一方面不易保持口腔清潔，形成細菌滋生繁殖的理想場所，易形成菌斑，牙齒容易發生齲齒；另一方面牙齒間隙、根部易形成牙結石，結石和菌斑長期損害牙齦、牙周韌帶、牙槽骨等牙周組織造成牙周疾病。

(2) 影響功能：牙齒排列不齊，使上下牙接觸面積減少或根本無接觸，降低咀嚼效率，加重胃腸功能負擔引起消化道疾病，進而影響身體健康。嚴重牙齒排列不齊還可造成發音障礙。

(3) 影響發育：某些牙齒排列不齊，會妨礙上下牙弓頜骨的正常發育，使骨性畸形愈來愈嚴重。

(4) 影響美觀：牙弓前突或前牙擁擠錯亂，會使面部呈現開唇露齒。反䶬使面部下顎前突、下嘴唇突出於上嘴唇的前面，俗稱「地包天」。

【專家健康指導建議】

(1) 牙齒錯䶬畸形是一個影響一個人一生的病理狀態，早發現、早治療是目前為止的正確選擇。首先思想上要重視，從兒童階段就必須起重視，如父母患有嚴重的牙列不齊，孩子在乳牙階段就要與專業口腔正畸人員保持聯繫，定期檢查，早期治療。

(2) 對於成年人，建議有錯䶬畸形者及時進行正畸矯治；年齡沒有限制，只要牙周基本健康者均可進行。

(3) 目前，牙齒排列不齊矯正方法較多，從正畸理念上分為正畸性矯治、功能性矯治、矯形性矯治，正畸手段上大體分為活動矯治與固定矯治。專業正畸醫生會根據患者不同情況和要求制訂矯正方案，如兒童或青少年時期換牙尚未完成，可透過活動矯治器完成初步矯正，被稱為 I 期矯治，待進入青少年或成人期換牙完成後再逐步完善治療。

(4) 目前正畸治療涉及的領域不只局限於錯𬌗畸形的矯治，還存在於牙列缺損的修復、牙周疾病治療過程、正𬌗外科術後咬合關係的恢復等諸多領域。從活動矯治、固定矯治，發展到電腦控制的隱形矯治，為患者們提供了良好的治療方法。

第五節　阻生智齒

【項目介紹】

口腔常規牙齒疾病的檢查。

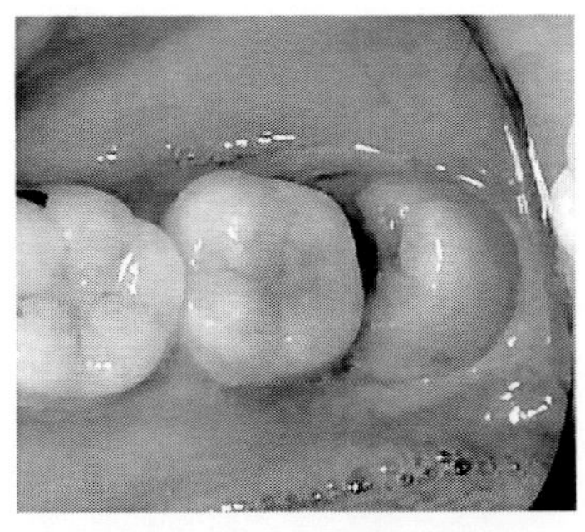

圖 10-5-1　下顎阻生智齒

【阻生智齒報告解讀】

牙齒在頜骨內因位置不當不能萌出到正常咬合位置，而且以後也不能達到咬合位置的牙齒為阻生齒。常見的阻生齒易發生在成年人的智齒（因此牙一般在 18 歲以後萌出）（圖 10-5-1）。

【影響因素／注意事項／臨床表現】

阻生齒發生的原因主要是人類頜骨退化性表現。隨著人類的食物越來越精細，對頜骨的生理刺激逐漸降低，故頜骨的骨量逐步減少，以至於不能滿足牙齒的排列要求。

以智齒阻生為例，完全埋藏於頜骨內的智齒一般沒有明顯的臨床表現，但有部分可引發頜骨囊腫。部分萌出的智齒，由於其與前牙形成凹陷性間隙，或與牙齦形成盲袋，食物殘渣與細菌在此堆積，一旦局部因對側牙齒壓迫形成創傷及全身抵抗力下降時，造成智齒周圍軟組織炎症（智齒冠周炎），引起腫脹疼痛、張口困難，甚至膿腫形成、間隙感染等，影響患者健康。

第六節　牙齒缺失

【牙齒缺失報告解讀】

各種原因（主要是牙體及牙周疾病）造成的牙齒缺失。臨床上把部分牙齒缺失的狀態診斷為牙列缺損，牙齒全部缺失的狀態為牙列缺失。

【項目介紹】

口腔專業常規牙齒疾病的檢查。

【影響因素／注意事項／臨床表現】

牙齒缺失後易造成以下危害：

(1) 功能性危害：牙齒缺失後牙列的完整性遭到破壞，影響咀嚼功能，前牙缺失還可影響發育，若較長時間不修復，鄰近的牙齒由於失去了依靠和約束，會變得傾斜，易造成咬合功能的紊亂、牙槽骨均會出現不同程度的廢用性萎縮，並且會給後期假牙修復及維持口腔頜面部的平衡和穩定帶來巨大困難；牙齒缺失後，餘留牙齒發生了一系列變化，使原本良好的咬合關係發生變化，牙齒與牙齒會出現縫隙，容易使食物嵌塞到牙齒間隙裡，引起口臭、齲齒、牙周病等；牙齒逐漸鬆動，導致部分牙齒脫落。

(2) 美容性危害：乳牙過早缺失，處理不當會影響相應恆牙的萌出，從而造成牙列不齊；單側牙齒缺損還會養成偏側咀嚼的習慣，從而出現面部不對稱。

【專家健康指導建議】

如果發現缺失了乳牙或恆牙，應該去看牙醫，請牙醫及早採取補救措施。最常見的修復缺失牙的方法有三種，即活動義齒、固定義齒、種植義齒，它們各有所長。對於過早缺失的乳牙，建議做乳牙空間維持器，以保存相應恆牙的萌出空間。

(1) 活動義齒：由卡環、基托、人工牙、支托組成，其原理是透過卡環「鉤住」剩餘牙齒來穩定假牙，基托連接人工牙來修復缺失。活動義齒的優點是治療方便快捷，適用於各種牙列缺損或缺失情況，尤其對高齡老人、身體狀況較差的患者。缺點是活動義齒的卡環與基托等附加結構，影響美觀、發音，會有異物感，另外，整個假牙每天必須取下清潔刷洗幾次，否則食物會進入假牙與牙齦之間，或黏附於假牙表面上，引發口腔疾病，甚至產生口腔異味。活動義齒還易造成承重牙齒異常損傷，甚至鬆動脫落，有人戲稱「慢性拔牙器」。

(2) 固定義齒：牙科醫生稱之為「固定橋」，具體做法是把缺失牙兩邊的健康牙磨小，變成「橋墩」，然後做牙套套住兩邊磨小的牙齒，來架住缺失的牙齒（又稱橋體），就像架橋一樣。這種方法無須每天取下來清潔，咀嚼功能較強，但有一個致命弱點，即為了修復缺失牙，必須磨削兩邊的健康牙齒，如果選擇鑄造牙冠還需將兩側牙齒進行牙髓治療及根管治療，未鑲缺牙而先損好牙，實在可惜。如果恰好鄰牙本身就有問題，如齲齒、隱裂或者已經做過根管治療必須做牙套保護，選擇這種方法比較合適。

(3) 種植義齒：稱之為「植牙」，其原理是在缺失牙的部位將純鈦的植體植入牙床內。3 個月後，植體透過表面的生物活性塗層與周圍骨質發生骨融合，然後在植體上安裝牙冠或牙橋，其結構與感覺類似於天然牙齒，無須取戴，咀嚼功能強，既克服了活動義齒的不美觀、不舒適、每天需清洗的缺點，又不需要磨削缺牙部位相鄰的健康牙。牙列缺失患者亦可採用種植方法進行全口義齒修復，避免了全口義齒使用期間鬆動、移位等不適問題，提升了舒適感和咀嚼效率。這種鑲牙法成為口腔醫學界公認的缺失牙的首選修復方法，但建議到有資質的口腔科進行檢查和諮詢，避免不良後果發生。

任何一種鑲牙方式都有自己的優勢和適應症，不能解決所有缺牙的修復問題。所以建議有這方面問題的患者如果有修復的要求，一定要到專業的口腔疾病治療機構進行檢查，醫生會根據具體情況給予適合的治療方案。

第七節　牙周疾病

【項目介紹】

口腔專業常規牙周疾病的檢查（圖 10-7-1）。

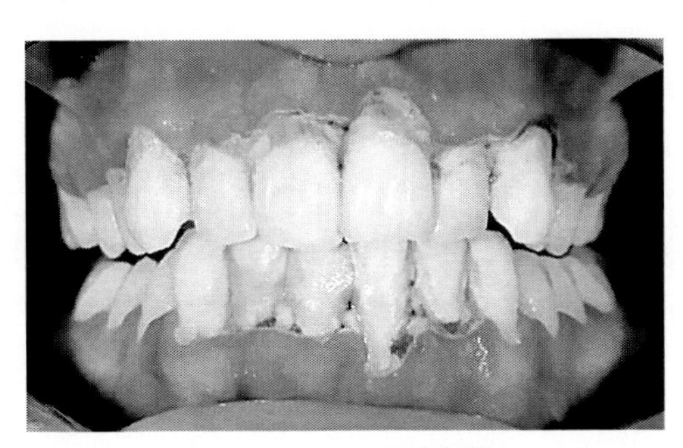

圖 10-7-1　牙周疾病

【牙周疾病報告解讀】

牙周疾病是一種較為常見的牙支撐組織的疾病，是造成人類牙齒缺失的主要疾病。常見的牙周疾病是牙齦炎和牙周炎。如牙齦炎未能及時治療，炎症可由牙齦向深層擴散到牙周韌帶、牙槽骨和牙骨質而發展為牙周炎。

【影響因素／注意事項／臨床表現】

對牙周疾病早期症狀並不明顯，大多是以牙齦少量出血就診，並沒有嚴重的自覺症狀，如疼痛、發熱等，不容易受到重視。因而必須加強宣教，使患者早期就診和及時治療。牙周疾病會逐漸給人造成極大的痛苦，損害健康。輕者牙齦發炎、出血、疼痛、口臭，重者牙周組織被破壞，使牙齒與牙齦分離，甚至脫落。而且還可以誘發或加重許多全身性疾病，如風溼病、憂鬱症、心臟病、血液病等。

臨床表現：

早期症狀不明顯，患者常只有繼發性牙齦出血或口臭的表現，與齦炎症狀相似。檢查時可見齦緣、齦乳頭和附著齦的腫脹、質鬆軟，呈深紅色或暗紅色，探診易出血。隨著炎症的進一步擴散，出現下列症狀：

(1) 牙周囊袋形成：由於炎症的擴展，牙周韌帶被破壞，牙槽骨逐漸被吸收，牙齦與牙根分離，使齦溝加深而形成牙周囊袋。可用探針測牙周囊袋深度。

(2) 牙周溢膿：牙周囊袋壁有潰瘍及炎症性肉芽組織形成，袋內有膿性分泌物存留，故輕按牙齦，可見溢膿，並常有口臭。

(3) 牙齒鬆動：由於牙周組織被破壞，特別是牙槽骨吸收加重時，支撐牙齒力量不足，出現牙齒鬆動、移位等現象。此時患者常感咬合無力、鈍痛，牙齦出血和口臭加重。

當身體抵抗力降低、牙周囊袋滲液引流不暢時，可形成牙周膿腫，是牙周炎發展到晚期，出現深牙周囊袋的一個常見的伴發症狀。此時牙齦呈卵圓形突起，發紅腫脹，表面光亮；

牙齒鬆動度增加，有叩痛；患者伴有局部劇烈跳痛。同時，患者可有體溫升高、全身不適，頜下淋巴結腫大、壓痛等症狀。

【專家健康指導建議】

(1) 牙周疾病的病因主要是菌斑、牙石、創傷性咬合及其他如食物嵌塞、不良修復體等局部因素造成的。牙周組織一旦遭到破壞是不可逆的，所以，早期預防和診療是非常重要的。

(2) 預防牙周疾病，建議每半年到口腔專科進行一次牙周檢查，做齦上潔治術或齦下刮治術，必要時調整咬合、消除食物嵌塞和糾正不良修復體、牙齒正畸等。

(3) 平日早晚正確刷牙，正確利用牙籤、牙線、牙縫刷等工具清潔牙縫。

(4) 同時，加強營養，提升身體抵抗力，從而注射顯影劑牙周組織的抗病能力；努力保持口腔清潔衛生；堅決戒除對牙周組織有害的不良習慣如吸菸、飲酒、單側咀嚼等。

第八節　口腔黏膜疾病

【項目介紹】

口腔專業常規唇、頰、舌及牙齦等部位的黏膜疾病檢查。

【影響因素／注意事項／臨床表現】

口腔黏膜疾病的發生絕大部分與全身因素

【口腔黏膜疾病報告解讀】

口腔黏膜疾病種類較多，大致分為口腔黏膜感染性疾病、變態反應性疾病、大疱類疾病、潰瘍性疾病、斑紋類疾病、肉芽腫類疾病、唇舌疾病、性傳播類疾病、系統性疾病的口腔表現等。

有關。發生口腔黏膜疾病後，最主要的症狀是疼痛，可因疼痛影響患者的進食與語言功能。口腔黏膜疾病主要的臨床表現有紅腫、破潰、皸裂、增生、潰瘍、斑紋、水泡、乾燥等，醫生會根據口腔黏膜各種病理狀態、病史及臨床檢驗等做出臨床判斷，提出診斷和治療建議。

【專家健康指導建議】

(1) 發生口腔黏膜疾病後，建議及時到專業口腔機構及時就診。對於癌前病變，如口腔紅斑、白斑、扁平苔蘚等，建議定期複診檢查，必要時要進行手術活檢。

(2) 對於長期不癒的口腔潰瘍，或在口腔某一固定部位反覆發作的潰瘍，而且病程逐漸加長者，應引起警惕，必要時行活組織檢查。

附錄 A　如何閱讀總檢報告

做完體檢，一週後就會拿到一份體檢報告，如果沒有學習過相關的醫學知識，讀起來可能有些困難，這裡我們將體檢報告的組成、內容及大致意義進行詳細解釋。

一、體檢報告的組成

體檢報告一般由五部分組成：

（1）第一部分是總檢報告，您翻開首頁就能看到，是對本次體檢的總體的疾病診斷、異常指標提示以及指導建議，這也是體檢報告最核心的部分。

（2）第二部分是體格檢查，包括內科、外科、眼科、口腔科、耳鼻喉科、婦科的檢查情況和科室小結。

（3）第三部分是化驗報告，包括血、尿、便常規，血生化，腫瘤代表物等化驗檢查數據結果。

（4）第四部分是輔助檢查報告，包括心電圖、超音波、 X 線等儀器檢查報告。

（5）第五部分是輔助檢查的原始報告單（比如超音波、心電圖、 X 線或 CT 的診斷報告）。

總檢報告是對本次健康體檢的全面總結，是最值得認真閱讀的精華所在。總檢報告是遵循循證醫學的原則，綜合各臨床科室檢查的結果及結論，對受檢者的健康狀況進行全面描述並提出有針對性建議的分析報告。

二、總檢報告的具體內容

正規的總檢報告包括本次體檢的疾病診斷、陽性指標、指導建議以及存在的危險因素四個部分的內容。

（一）疾病診斷及陽性指標提示

疾病診斷是臨床各科根據受檢者的症狀、體徵及輔助檢查對疾病作出的診斷。疾病診斷包括現患病史及既往病史，如高血壓、糖尿病、冠心病、腦血管病後遺症、甲狀腺功能減低、惡性腫瘤術後等。

陽性指標是本次體檢查出的異常情況，具體如下：

如蛋白尿，血尿，肝功能上升，腫瘤代表物陽性，心電圖異常，身體某個部位的結節、腫塊，超音波回音異常 X線片影、結節影、腫塊等。

（二）指導建議

指導建議是主治醫師針對本次體檢發現的疾病、既往病史和陽性指標，提出的具體、實用的診斷建議和健康指導。

（三）存在的危險因素

危險因素包括體檢時發現的肥胖、血壓高、血脂高、高血糖、高尿酸以及吸菸、飲酒、熬夜、缺少運動、年齡增加等。

三、怎樣讀懂總檢報告

體檢中心是非常了解體檢者的心情的，所以，在體檢報告中，把總檢結論放在封面後的第一頁，翻開首頁就能看到本次體檢的診斷及診斷建議。主治醫師一般會按照疾病及異常指標的輕重緩急來排序，並給出明確的建議：立即就診、及時就診、定期就診、定期複查等。

如何掌握醫生的建議，下面逐一說明：

(1) 排在第一位的是危及生命的疾病或陽性指標——危急值，主治醫師會給出立即就診的建議。

一般認為，健康體檢時不可能出現病情危急的情況，來體檢的人一般都是自認為健康的人，怎麼會有病情危急的情況？實際情況卻不是這樣的。

比如，無痛性心肌梗塞，可以沒有任何感覺；急性腦梗塞，恰巧在體檢時正好「遭遇」急性發作；急性肝功能損傷、血液指標異常嚴重，已經處於危險狀態，但本人卻完全沒有表現出相關症狀。

因此，為了確保體檢者的安全，體檢中心制訂了「危急值報告制度」。危急值涉及臨床各科、檢驗、超音波、放射、心電圖。臨床及輔助檢查各種指標一旦達到危急值，醫生將盡可能在第一時間通知，並提出立即就診的建議。

比如，血壓嚴重上升、心電圖提示急性心肌缺血、嚴重心律不整、白血球數嚴重低下、血小板嚴重低下、肝和腎功能嚴重超標、腫瘤代表物嚴重上升、超音波及 X 線典型的癌症徵象等。如果在體檢時發現，會由主治醫師護送體檢者去內科急救。後期在體檢報告中會再次重點提醒。

(2) 排在第二位的是懷疑發生腫瘤可能的重大陽性指標，主治醫師會給出及時就診，進一步檢查的建議。

比如，腫瘤代表物明顯上升，身體某些部位的結節、腫塊，影像提示有異常回音、異常陰影、便潛血陽性等。在體檢中發現問題又不能確診，醫生會建議進一步檢查，以確定是否為惡性腫瘤。這些都是不容耽誤的，雖然不必立即就診，但也必須做到及時就診，以免耽誤診斷和治療。進一步檢查的部位和方法不同於體檢，必須到正規醫院找專科醫生，用其他方法再進一步做檢查。

(3) 排在第三位的是控制穩定的慢性病，主治醫師會給出定期就診的建議。

比如當高血壓、糖尿病、冠心病、腦血管病等處在穩定期時，主治醫師會給出定期就診的建議。必須定期複查、取藥，觀察相關指標的變化，隨著指標的變化調整治療。這些疾病，同樣必須重視，雖然是「定期」，但不等於不重要。

(4) 排在第四位的是診斷不明確、偏向於良性、必須觀察的異常指標，主治醫師會給出定期複查的建議。

比如肺部陰影、乳腺結節、甲狀腺結節、腫瘤代表物輕度上升、膽囊大息肉等。根據不同的情況，主治醫師給出的結論不同，有的是 3 個月複查，有的是半年複查，有的是 1 年複查，用以觀察其生長速度，判斷良性和惡性。可以確認的是，給出的複查時間越短，危險性越高，也就是惡性的可能性越大；給出的複查時間越長，良性的可能性就越大。

(5) 排在第五位的是發展緩慢並且治療意義不大的慢性病，主治醫師會給出定期體檢複查的建議。

比如老年性疾病（老年性白內障、前列腺增生）、肝囊腫、腎囊腫等。

(6) 最後是本次體檢發現的危險因素，比如超重、空腹血糖異常、血壓高等，主治醫師會建議體檢者改變不良的生活習慣，建立良好的生活方式，合理膳食、適量運動、戒菸限酒、維持積極的情緒、保持良好的睡眠，定期健康體檢。

總之，越排在前面的資訊，越重要，越需要得到重視。

四、異常指標的不確定性

體檢指標有很多不確定性。有些檢驗指標敏感性較高，有些指標呈動態變化，有些隨飲食運動而變化，有些受身體狀態影響。也就是說因為這些原因，指標容易出現不穩定性。而體檢檢測到的只是某一階段的數值，不一定能完全代表身體的正常狀態。比如，血常規、尿常規、便常規、血壓、血糖、血脂、肝功能的測量值等。所以，一次檢查結果異常並不能下診斷結論，必須經常複查，或結合其他檢測結果，來綜合分析、判斷，以鑑別或診斷疾病，從而給予及時治療。

所以對於異常指標，主治醫師通常會提出這樣的建議：

（一）發現重大異常——建議進一步檢查

無論是化驗檢查，還是儀器檢查，有些指標對疾病具有很強的提示作用。如果這類指標發生異常，就必須用另外的檢查方法「進一步檢查」。比如，常規影像檢查發現有異常，建議用高端影像技術「進一步檢查」；檢驗指標超標，建議增加其他相關指標做「進一步檢查」，重大異常指標參見附錄 B。

（二）首次發現異常——必須「再次複查」

一些體檢指標（如血壓、血常規、尿常規、血生化檢查等），容易受到各種非疾病因素的影響而出現「超標」現象，如飲食、運動、藥物、熬夜，甚至生理週期、生活習慣等。

如果體檢指標出現輕度異常，應在排除上述干擾因素的情況下，再一次檢查，比較兩次檢查結果，再做出報告分析。

如果複檢後恢復正常，就說明沒有太大問題，盡可放心；如果仍是異常超標，則根據情況，必須「進一步檢查」和「定期動態觀察」。

（三）複查後仍異常——必須「定期隨訪觀察」

如果有些異常指標經過複查，仍然不正常，並且排除了各種「非疾病」因素，但又沒有足以診斷疾病的其他證據，這個時候，體檢的建議往往是「定期隨訪觀察」。

定期觀察，首先說明暫時「問題不大」；但是，同時也提醒體檢者，借助時間來觀察變化趨勢，用趨勢幫助判斷。

根據不同情況，隨訪間隔時間可以是 1 個月、3 個月、半年、1 年。

如果異常指標慢慢接近正常參考值了，就是「優良趨勢」；如果指標繼續上升，就是「不良趨勢」。一旦指標呈現「不良趨勢」，就應該高度警覺，及時處理。

例如，腫瘤代表物輕微超標，為了排除癌變的可能，必須間隔一至兩個月進行複查，如果持續升高，就要懷疑有癌症可能，必須進行其他檢查來確診；如果一直沒有明顯的升高，可以加長複查的間隔時間。假如是癌症患者，手術後發現腫瘤代表物持續上升，就要考慮復發的可能。

必須說明的是，體檢報告的結果存在很多不確定性，尤其是對於癌症的診斷，很多時候必須經常複查以及進一步做臨床檢查，再結合臨床症狀、體徵及定期隨訪的結果，來綜合分析，最後才能確認診斷。同時也是考驗主治醫師的洞察能力，根據「蛛絲馬跡」來捕捉疾病的資訊，從而挖掘出身體潛在的疾病。

透過上述的講解，相信讀者應該對體檢報告有些初步了解。今後出現任何疑問，可以電話諮詢或來體檢中心現場諮詢，請專家解讀。

附錄 B 《健康體檢重要異常結果管理專家共識（試行版）》要點

重要異常結果的分級管理，A、 B 類合併。

一、一般檢查

血壓：收縮壓≥ 180mmHg 和（或）舒張壓≥ 110 mmHg 伴急性症狀，或安靜休息後複測仍達此標準。

二、物理檢查

1．內科

（1）心率≥ 150 次／分；

（2）心率≤ 45 次／分；

（3）嚴重心律不整；

（4）呼吸音消失或明顯減弱；

（5）急腹症體徵；腹部觸診（結合腹部超音波檢查結論）；

（6）觸及高度可疑惡性腫塊的體徵；

（7）巨脾。

2．眼科

（1）疑似青光眼急性發作；

（2）突發視力下降；

（3）疑似流行性出血性結膜炎；

（4）視乳頭水腫；眼壓＞ 25mmHg；

（5）疑似眼眶腫塊；

（6）角膜炎；

（7）玻璃體積血（急性）；

（8）虹膜睫狀體炎。

3 · 耳鼻喉科

（1）喉頭水腫；

（2）活動性鼻出血；

（3）眩暈發作；

（4）外耳道、鼻腔、咽喉部腫塊。

4 · 口腔科

（1）急性傳染病口腔病變的體徵；

（2）高度可疑惡性口腔病變的體徵。

5 · 外科

（1）高度可疑惡性甲狀腺、淋巴結、乳腺病變的體徵（結合甲狀腺、淋巴結、乳腺超音波檢查結論）；

（2）肛門指診高度可疑惡性直腸和前列腺病變的體徵（結合前列腺超音波檢查結論）；

（3）高度可疑惡性外生殖器腫塊的體徵。

6 · 婦科

（1）婦科急腹症（結合盆腔超音波檢查結論）；

（2）陰道異常出血；

（3）高度可疑惡性的外陰、陰道、宮頸、盆腔腫塊的體徵（結合盆腔超音波檢查結論）。

三、輔助檢查

1 · 心電圖檢查

（1）疑似急性冠狀動脈症候群。

①首次發現疑似急性心肌梗塞的心電圖改變；

②首次發現疑似各種急性心肌缺血的心電圖改變；

③再發急性心肌梗塞的心電圖改變（注意與以往心電圖及臨床病史比較）。

（2）嚴重快速性心律不整。

①心室撲動、心室顫動；

②心室心搏過速心室率≥ 150 次／分，持續時間≥ 30s 或持續時間不足 30s 伴血流動力學障礙；

③尖端扭轉型心室心搏過速，多形性心室心搏過速，雙向性心室心搏過速；

④各種類型室上性心搏過速，心室率≥ 200 次／分；

⑤心房顫動伴心室預激，最短 RR 間期≤ 250ms。

（3）嚴重緩慢性心律不整

①嚴重心跳過緩、高度及三度房室阻滯，平均心室率≤ 35 次／分；

②長 RR 間期≥ 3.0s 伴症狀；≥ 5.0s 無症狀。

（4）其他嚴重異常

①提示嚴重低鉀血症心電圖表現［ QT（U）顯著延長、出現快速性心律不整，並結合臨床實驗室檢查］；

②提示嚴重高鉀血症的心電圖表現（竇室傳導，並結合臨床實驗室檢查）；

③疑似急性肺栓塞心電圖表現（並結合臨床及相關檢查）；

④ QT 間期延長： QTc ≥ 550ms；

⑤顯性 T 波電交替；

⑥ R on T 型心室早期收縮；

⑦心臟起搏器起搏及感知功能障礙（結合心電圖檢查結論）。

2．X 線檢查

（1）大量氣胸：側胸壁與肺切緣的距離 >2cm，急性氣胸，水氣胸；

（2）大量肺積水：液體上緣可達第二肋間；

(3) 肺部占位。

高度可疑惡性病變；中量肺積水：積水上緣在第四肋前端平面以上，第二肋前端以下；肺部炎症徵象：大片肺實變或滲出性改變；疑似活動性肺結核等肺部傳染性疾病；縱隔占位：高度可疑惡性病變；骨骼占位性病變：高度可疑惡性病變。

3．超音波檢查

(1) 腹部超音波

急腹症：腹腔臟器破裂；腹主動脈夾層；腹主動脈瘤；膽囊疑似急性梗阻性膽管炎；膽囊頸部結石伴嵌頓。

肝臟：

①肝囊腫：囊腫直徑≥ 10cm；單純性肝囊腫診斷不夠明確、不能排除膽管囊腺瘤（癌）等其他可能者；囊腫合併感染、出血者。

②肝血管瘤：血管瘤直徑 >10cm，血管瘤直徑 5 ～ 10cm 但位於肝緣，有發生外傷性破裂危險，或直徑 3 ～ 5cm 並有明顯臨床症狀者；血管瘤直徑≥ 5 cm 且近 2 年臨床隨訪觀察影像學檢查提示瘤體直徑增大 >1cm。

③肝臟占位：高度可疑惡性病變。

膽囊：

①膽管：高度可疑惡性病變。

②膽囊息肉：單發，病變直徑＞ 10mm。

病變直徑 >8mm 並伴有：年齡＞ 50 歲；無蒂性或廣基病變；病變在短期內基底變寬、有增大趨勢或病灶周圍黏膜有浸潤、增厚表現。

③膽囊占位：高度可疑惡性病變。

胰腺：

①胰腺囊腫：主胰管擴張 >5mm，囊腫直徑≥ 3cm；

②胰腺占位：高度可疑惡性病變；

③疑似急性胰腺炎。

脾臟：

①脾腫大：中度以上且結合相關檢查；

②脾臟占位：高度可疑惡性病變。

腎臟：

①腎囊腫：囊腫直徑≥ 5cm；

②腎臟占位：高度可疑惡性病變；

③泌尿系梗阻伴中度以上腎積水；

④腹膜後淋巴結腫大；

⑤胃腸道占位；

⑥其他器官可疑惡性病變者。

（2）盆腔超音波

異位妊娠、卵巢囊腫蒂扭轉、卵巢囊腫破裂、黃體破裂等。

四、實驗室檢查危急值報告

（一）常規檢查

1．血常規

血紅素（Hb）≤ 60g/L，Hb ≥ 200.0g/L；

血小板計數≤ 50.0×10^9/L，血小板≥ 1,000.0×10^9/L；

白血球計數：白血球≤ 2.0×10^9/L，嗜中性白血球（NEU）絕對值≤ 0.5× 10^9/L；

白血球≥ 30.0×10^9/L，發現幼稚細胞，白血球分類嚴重異常。

2．尿液常規

尿潛血、尿蛋白 3+（首次）；

尿紅血球滿視野（首次）；

酮體≥ 2+。

3．糞便常規（潛血）

潛血免疫法陽性。

（二）生化檢查：

1．肝功能

丙氨酸氨基轉移酶（ALT）≥ 5 倍；

天冬氨酸氨基轉移酶（AST）≥ 5 倍；

總膽紅素≥ 3 倍。

2．腎功能

血肌酐（Scr）≥ 445μmol/L。

3．血糖

空腹血糖（FPG）≤ 2.8mmol/L；

FPG ≥ 16.7mmol/L；

FPG ≥ 13.9mmol/L，合併尿酮體。

（三）細胞學檢查（薄層液基細胞檢測）

（1）鱗狀上皮細胞異常：不能排除高級別鱗狀上皮內病變不典型鱗狀細胞（ASC-H）；

（2）低級別鱗狀上皮內病變（LSIL）；

（3）高級別鱗狀上皮內病變（HSIL）；

（4）鱗狀細胞癌；

（5）腺上皮細胞異常：不典型腺上皮細胞（AGC）；

（6）腺原位癌（AIS）；

（7）腺癌；

（8）其他惡性腫瘤。

（四）腫瘤代表物

（1）甲胎蛋白（AFP）： AFP ＞ 30μg/L。

（2）前列腺特異性抗原（PSA）、游離前列腺特異性抗原（fPSA）：PSA ＞ 10μg/L 和（或） fPSA/PSA 比值＜ 0.15。

（3）糖類抗原 125（CA-125）：停經後女性 CA-125 上升到＞ 95U/mL。

（4）其餘腫瘤代表物如 CA-242、 CA-199、癌胚抗原（CEA）、細胞角蛋白 19 片段（CYFRA21-1）、鱗狀細胞癌抗原（SCC）、神經特異性烯醇化酶（NSE）等，建議參考標準為≥ 2 倍並結合其他檢查結果。

附錄 C　常用食物嘌呤含量表（mg/100g）

食物	含量	食物	含量	食物	含量
穀薯類		芥菜	12.4	茴香	38
大米	35	芹菜	5	蔥	31
糙米	35	青菜葉	17	水果類	
薏米	15	菠菜	8	燈籠果	25
燕麥	59	空心菜	22	橘子	4
糯米	50	芥藍菜	19	蘋果	1
小米	20	韭菜	25	梨子	5
麵粉	26	茼蒿	15	桃子	14
蕎麥	34	苦瓜	12	西瓜	6
玉米麵	12	黃瓜	11	香蕉	7
白薯	24	冬瓜	1	蛋奶類	
馬鈴薯	13	南瓜	29	牛奶	1
乾鮮豆類及製品		絲瓜	14	奶粉	4
黃豆	218	櫛瓜	20	蛋	1
黑豆	170	茄子	13	皮蛋	1
綠豆	196	花椰菜	41	鳥蛋	7
紅豆	156	蘑菇	50	肉類	
蠶豆	307	青椒	6	豬肉	138
豌豆	86	豆芽	29	牛肉	105
豆乾	94	蘿蔔	11	羊肉	109
四季豆	23	紅蘿蔔	17	雞肉	208
蔬菜類		香椿	40	雞胗	218
白菜	14	番茄	17	肝	275
高麗菜	12.4	蓮藕	10	腎	239

續表

食物	含量	食物	含量	食物	含量
肚	252	鰱魚	141	葵花籽	27
腸	296	白腹魚	452	杏仁	45
心	170	河豚	78	栗子	35
胰臟	234	鮭魚	168	花生	85
豬血	40	黃魚	165	黑芝麻	43
濃肉汁	160~400	鳳尾魚	263	榛果	76
海鮮類		魚丸	63.2	核桃	40
海參	8	鱉	110	木耳	38
海蜇皮	9	烏賊	87.9	南瓜籽	61
鱔魚	127	蝦	180	蜂蜜	0
鰻魚	117	牡蠣	242	雞精	518
鯉魚	122	鮑魚	102	酵母粉	335
草魚	162	堅果及其他		茶	1

體檢報告全覽（內外科疾病篇）：
常見疾病說明 × 病變感染成因 × 日常預防管理 × 食物數值參考……大多數的小病小痛都可以及早預防，治療、保養一次看！

作　　者：武劍，郭建麗
發 行 人：黃振庭
出 版 者：崧燁文化事業有限公司
發 行 者：崧燁文化事業有限公司

E-mail：sonbookservice@gmail.com
粉 絲 頁：https://www.facebook.com/sonbookss/
網　　址：https://sonbook.net/
地　　址：台北市中正區重慶南路一段六十一號八樓 815 室
Rm. 815, 8F., No.61, Sec. 1, Chongqing S. Rd., Zhongzheng Dist., Taipei City 100, Taiwan
電　　話：(02)2370-3310
傳　　真：(02)2388-1990

印　　刷：京峯數位服務有限公司
律師顧問：廣華律師事務所 張珮琦律師

定　　價：350 元
發行日期：2024 年 01 月第一版
◎本書以 POD 印製

國家圖書館出版品預行編目資料

體檢報告全覽（內外科疾病篇）：常見疾病說明 × 病變感染成因 × 日常預防管理 × 食物數值參考……大多數的小病小痛都可以及早預防，治療、保養一次看！/ 武劍，郭建麗 著 . -- 第一版 . -- 臺北市：崧燁文化事業有限公司 , 2024.01
面；　公分
POD 版
ISBN 978-626-357-875-3(平裝)
1.CST: 健康檢查 2.CST: 檢驗醫學
412.51　112020289

電子書購買

臉書

爽讀 APP